现场医疗救护教程
自救互救手册

张军根　主编

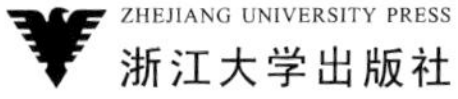

图书在版编目（CIP）数据

现场医疗救护教程：自救互救手册／张军根主编．—杭州：浙江大学出版社，2020.8（2024.6 重印）
ISBN 978-7-308-17602-6

Ⅰ．①现… Ⅱ．①张… Ⅲ．①急救－教材 Ⅳ．①R459.7-62

中国版本图书馆 CIP 数据核字（2017）第 271109 号

现场医疗救护教程——自救互救手册

张军根 主编

责任编辑 张 鸽（zgzup@zju.edu.cn）
责任校对 季 峥
封面设计 周 灵
出版发行 浙江大学出版社
（杭州市天目山路148号 邮政编码310007）
（网址：http://www.zjupress.com）
排　　版 杭州立飞图文制作有限公司
印　　刷 浙江海虹彩色印务有限公司
开　　本 880mm×1230mm 1/32
印　　张 5.25
字　　数 168 千
版 印 次 2023 年 7 月第 1 版 2024 年 6 月第 7 次印刷
书　　号 ISBN 978-7-308-17602-6
定　　价 59.00 元

浙江大学出版社发行部邮购电话（0571）88925591；http://zjdxcbs.tmall.com

《现场医疗救护教程
——自救互救手册》

编 委 会

主　编：张军根

副主编：付卫林　唐春福

编　者（按姓氏笔画排序）：

王建岗　王钱锋　付卫林　刘　刚
杨逢露　沈晓峰　宋因力　宋秋忆
张军根　张志伟　张晓凡　张燕军
金晓胜　郑谋勇　宓　奔　袁铁俊
钱里娜　徐　琪　唐春福　涂路琴
鲁美丽

摄影、图片：谢　军　刘晓峰　杨　溶

前　言

“没有全民健康，就没有全面小康。”健康，是人民群众最关心、最直接、最现实的问题，也是人民获得感、幸福感、安全感的重要内容。人民对美好生活的需求日益增长，不仅对物质文化生活提出了更高要求，而且对健康等方面的要求也日益增长。《中华人民共和国基本医疗卫生与健康促进法》明确提出，要普及急救知识，鼓励经过急救培训的人员积极参与公共场所急救服务。当前，我国社会公众的医疗急救意识与急救技能还处于较低水平，与发达国家尚存在较大差距。现场目击者由于“不会救、不敢救”而丧失抢救良机导致鲜活生命流逝的事件时有发生。要改变这一现况还有许多工作要做。其中，一本好的教材可以让公众“学得更快”“记得更牢”“救得更好”，起到事半功倍之效。

本着非专业人员看得懂、好参照、能模仿、用得上的初衷，我们结合自己多年的现场急救经验，参考国内外最新的相关技术规范，在本教程中归纳总结了大家日常最迫切需要了解、掌握的急救知识和技能，力求语言通俗易懂，同时配以相应的实景照片和插图加以指引，希望可以方便读者学习和实践，为人人争做一名合格的健康守护者助力。

本书在编写过程中得到了急诊急救及相关学科许多专家和同行的大力支持，在此深表感谢！在编写过程中，虽几易其稿、反复推敲，但仍难免存在疏漏和不足之处，敬请广大读者、同行、专家批评指正。

张军根

2020年8月

目　录

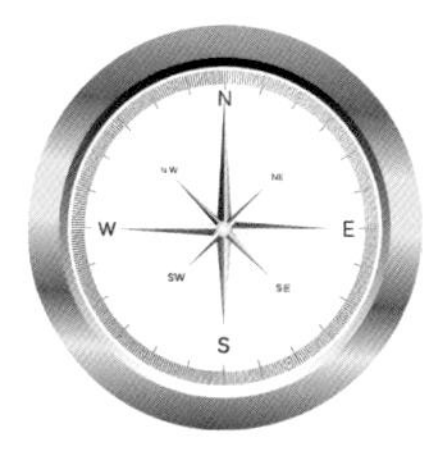

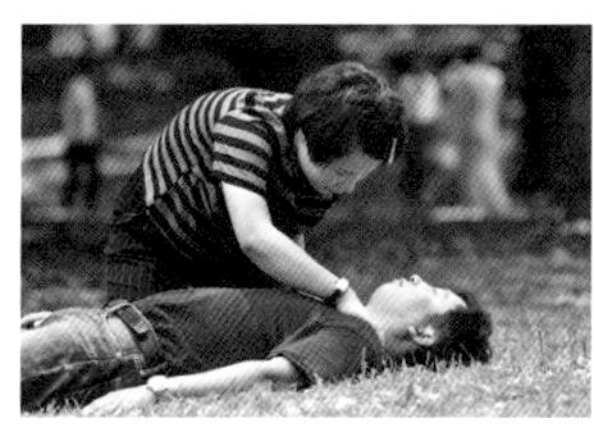

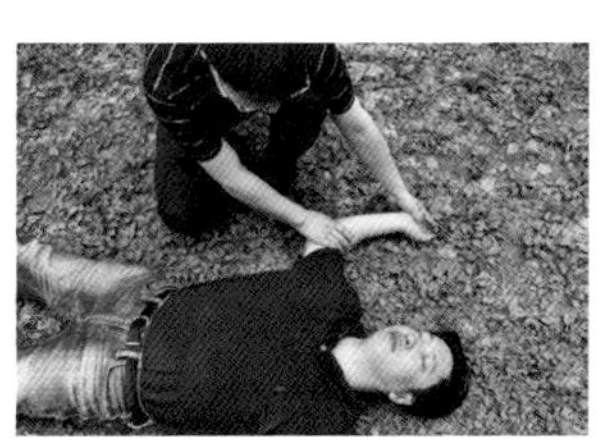

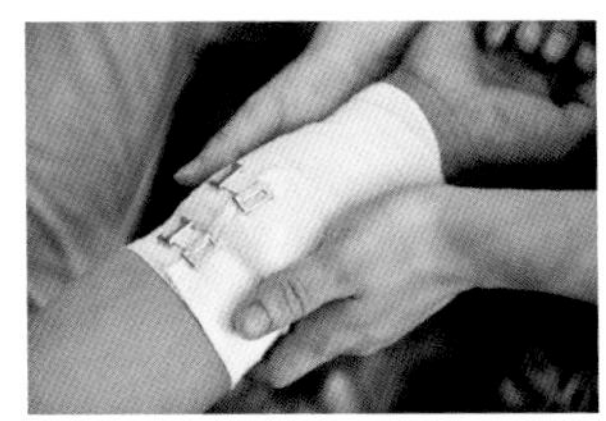

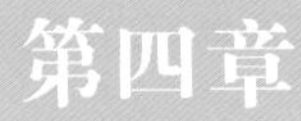

第四章 创　伤 /26

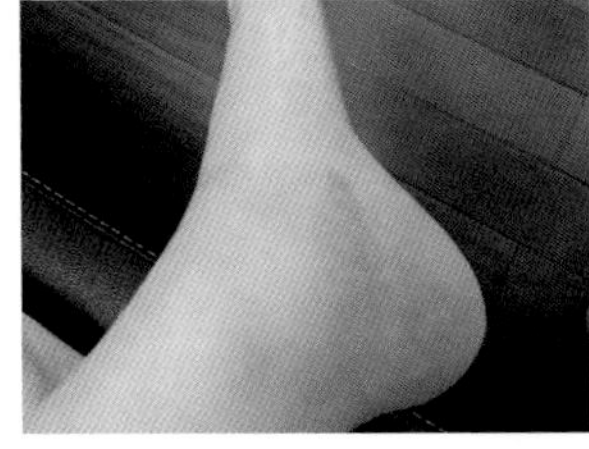

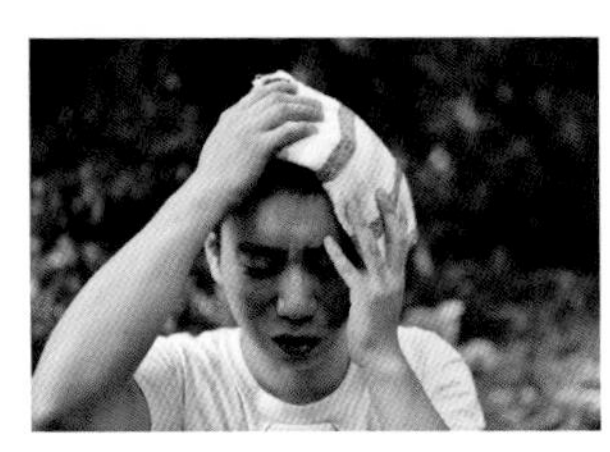

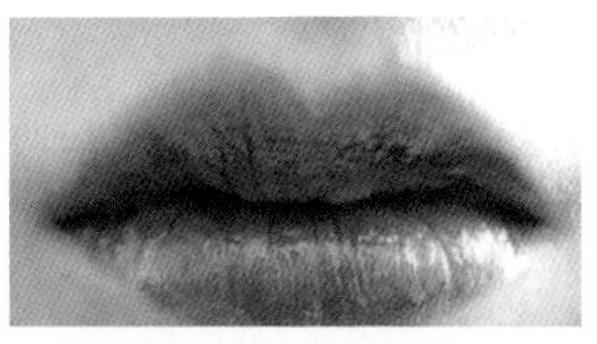

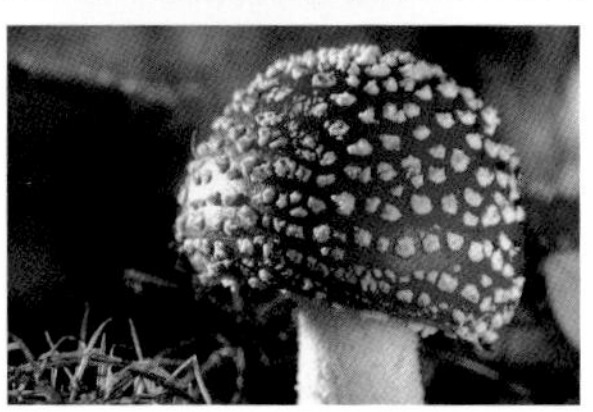

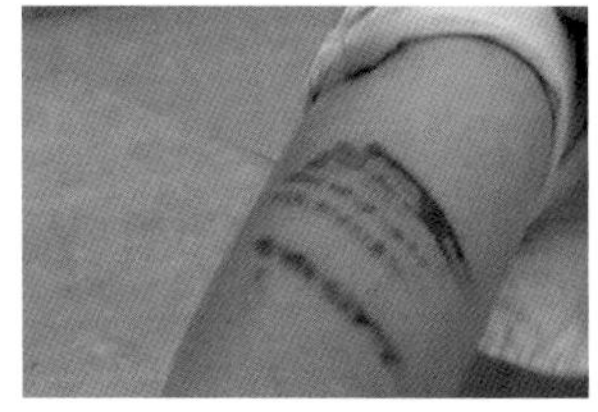

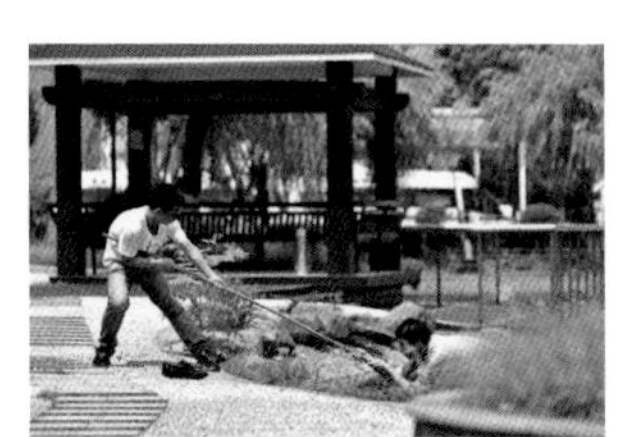

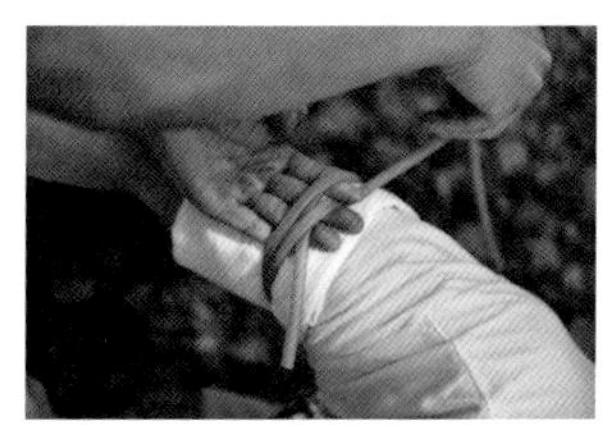

第十二章 常用急救技术/109

附　表 各类急救技能考核评分参考表/149

第一章　总　论

第一节　如何使用本教程

本教程的撰写编排力求精炼、实用、可操作，避免进行过多理论解说。因此，很多内容以病症或病情的表现情况逐步深入，你可以根据文字（配图）一步一步深入查阅，直到查到自己所需的知识，来指导解决你所遇到的实际问题。类似于到图书馆找书，先查索书号，再找书架，最后拿到你所要的书。现场急救争分夺秒，这样安排是为了节约时间，方便你能快速查到所需要的知识。

本书主要以“你的目的”“识别评估”“措施步骤”“注意事项”四个版块的形式对每个病症或伤害进行急救解说。“你的目的”放在最前端，在遇到某个急危病症时，你可以迅速明白这次急救的最主要的目的是什么，下面内容都是为实现此目的而展开的。因此，为实现此目的，你可以参照本书“识别评估”“措施步骤”，对病情进行初步判别，对伤病员实施现场救治。任何急救书都不可能列举所有急救工具与急救方法，意外发生有不确定性，事发现场不一定有书中所列的相关急救物品，这时就需要具体问题具体对待了。有了“你的目的”（急救目标），你就可以围绕该目标有所作为，结合当时具体场景及所能得到的各种资源，按照急救原则创造性地使用工具实施救治，而不必拘泥于书本所列内容。“注意事项”版块主要强调本节的技术要点及易犯的常见错误等内容。

本书最后附有相关急救技术的操作要点，附以图片展示，方便读者学习掌握。还附有技能掌握的考评测试标准评分表，方便基层单位或者热爱学习的读者进行自我考评，作为自我检查、组织比赛的对照参考。

第二节　如何成为一名合格的急救者

通过学习急救知识与技能，尽自己所能去帮助别人，这是对一名合格急救者的最低要求。当然，要成为一名优秀的急救者，最关键的还是要掌握相关的知识和技术。参加合格的急救培训机构提供的急救理论与实践课程，通过考核，取得合格成绩，这是成为一名合格急救者的最佳途径。

第三节　法律责任

社会上有担心救护他人使自己可能承担不利法律后果而不去帮助他人的现象。为了解决这种担心，国外有“好心人保护法”。我们国家也出台了相关法律保护急救者。第十三届全国人民代表大会第三次会议通过的《中华人民共和国民法典》第一百八十四条：“因自愿实施紧急救助行为造成受助人损害的，救助人不承担民事责任。”只要是出于善意救助他人的行为，一般不需承担民事责任。相反，因为善意地帮助他人而使自己遭受一定损失的，还可以向受益方要求一定的补偿，这种帮助行为在法律上可以称之为“无因管理”行为。

2015年杭州实施的《杭州市院前医疗急救管理条例》是我国第一部明确规定“经过培训取得合格证书、具备急救专业技能的公民对急、危、重伤病员按照操作规范实施紧急现场救护，其紧急现场救护行为受法律保护，不承担法律责任”的地方性法规。

我们相信只要你认真掌握急救知识与技能，定期参加培训并通过复训，在救护他人时态度友善，小心仔细，操作规范，自然会得到别人的信任与法律的保护。如果还有顾虑，也可以在现场救护他人时采取一些防护性措施，如尽可能地呼喊更多的人一起协助(也是相互证明)，或请别人录音录像(及时取证)等。

第四节 基本概念

1. 第一目击者：也称第一反应人，指第一个到达现场（或本来就在现场）并提供现场救护的人员。

2.BLS：Basic Life Support 的缩写，也就是所谓的基本生命支持的英文缩写，又称现场急救或初期复苏处理。主要包括胸外按压、开放气道、人工呼吸和早期除颤。BLS 的主要目标是通过胸外按压，泵动血液向心、脑及全身重要脏器供氧，延长机体耐受临床死亡的时间。

3. 生存链：美国心脏协会（American Heart Association，AHA）于1992年提出“生存链”一词，主要用于心搏骤停的抢救。它是指从第一目击者开始，至专业人员到现场抢救和医院内治疗的一系列紧急措施如环环相扣的锁链。2015年，AHA 对生存链进行了改进。成年人院外生存链的五个环节如下（见图 1-4-1）：①早期识别心搏骤停并启动应急反应系统（拨打“120”急救电话）；②及时进行心肺复苏，强调高质量胸外按压；③快速除颤；④提供专业急救医疗服务；⑤予以高级生命维持和骤停后护理。

OHCA
启动应急反应系统
高质量 CPR
除颤
高级心肺复苏
心脏骤停恢复自主循环后治疗
康复

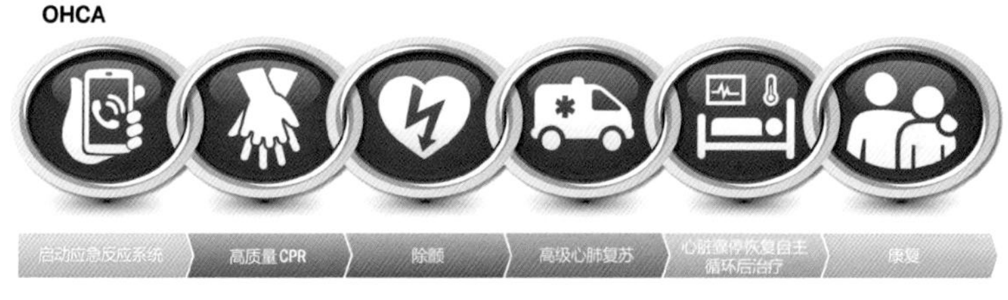

图 1-4-1

（引自《2020 年美国心脏协会心肺复苏及心血管急救指南》）

4. AED：自动体外除颤器（Automated External Defibrillator）的英文缩写（见图 1-4-2）。它是一种电脑化的装置，可以自动识别需要电击的心脏节律并施以电击。由于其易于操作，所以允许非医疗专业人员经过培训后使用。

5. 无效呼吸：是指不能维持生命的呼吸，常表现为濒死叹息样呼吸。本质上是空气不能有效吸入肺部，没有进行有效的气体交换。

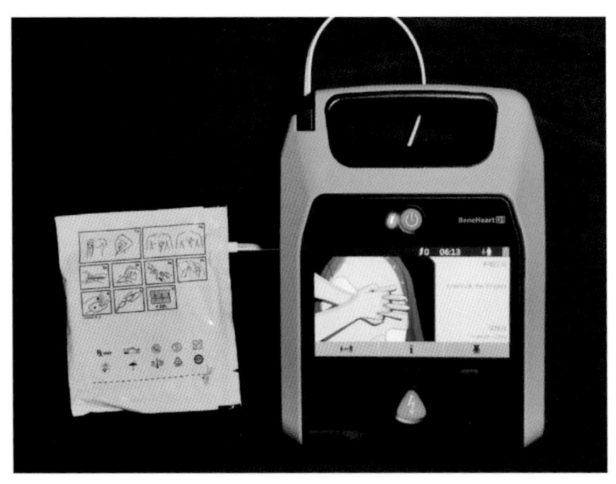

图 1-4-2

6. 新生儿：指从出生开始到生后 28天。婴儿：指 1月龄至 1周岁。儿童：指1周岁至8周岁。

7. 脑卒中 FAST：F即 Face（脸），要求患者笑一下，看看患者嘴歪不歪，脑卒中患者的脸部会出现不对称，患者也无法正常露出微笑；A即 Arm（胳膊），要求患者举起双手，看患者是否有肢体麻木无力现象；S即 Speech（言语），请患者重复说一句话，看是否有言语表达困难或者口齿不清；T即 Time（时间），明确记下发病时间，立即送医。

第二章　基本原则

第一节　评估原则

一、你的目的

确保安全，了解病情。

二、识别评估

（一）对现场基本情况的判断

1 判断现场环境是否安全。例如：在车祸现场，判断是否有车辆快速通过，是否已放警示牌，车辆是否已熄火（见图 2-1-1）；在煤气泄露现场，检查煤气阀门是否已经关闭，煤气浓度是否很高，是否已经开窗通气（见图2-1-2）等。

2 了解伤害产生的原因、受伤人数。

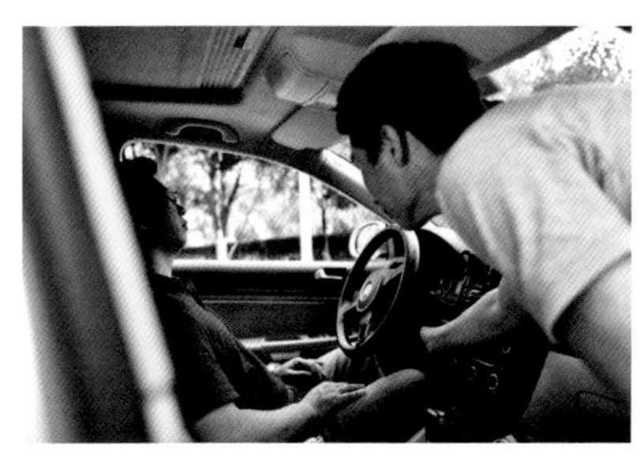

图 2-1-1

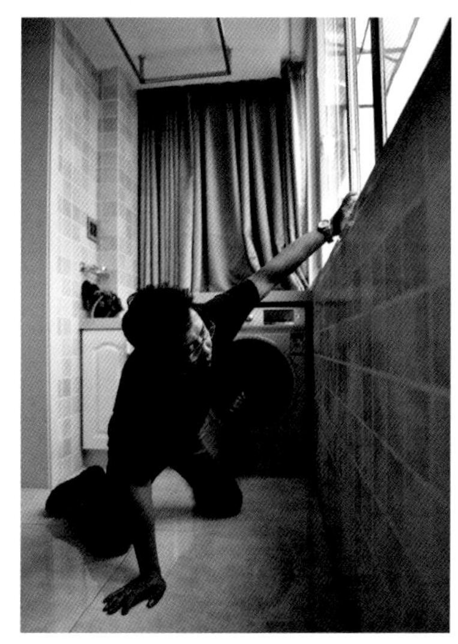

图 2-1-2

3 判断现场是否需要支援，例如是否需要拨打“120”“110”“119”进行求助。

（二）对病情的判断

首先判断是否有威胁生命的情况，主要了解伤病员的神志、气道、呼吸、脉搏及出血等情况。若发现异常，须立即救护并及时拨打“120”或尽快护送到附近可以实施急救的医院或社区卫生服务中心等。

（三）伤情检查

1 判断意识。呼唤伤病员，轻拍其肩部（见图2-1-3）。如果伤病员表情淡漠、反应迟钝、有不合情理的烦躁，都提示伤情严重。对意识不清者不要随便翻动或移动，以免加重可能存在的未被发现的脊柱或四肢骨折（见第三章“神志不清”，第9页）。

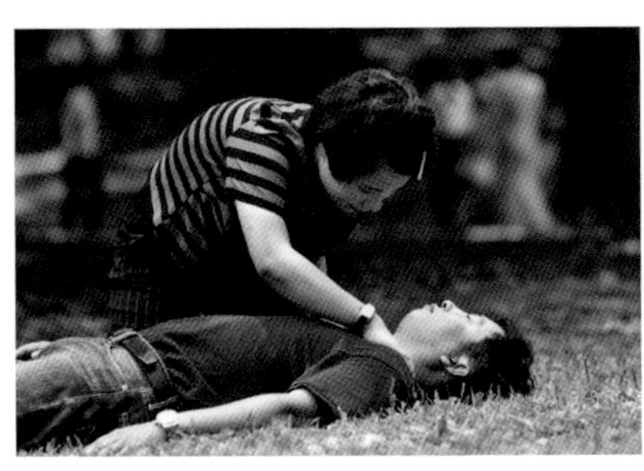

图2-1-3

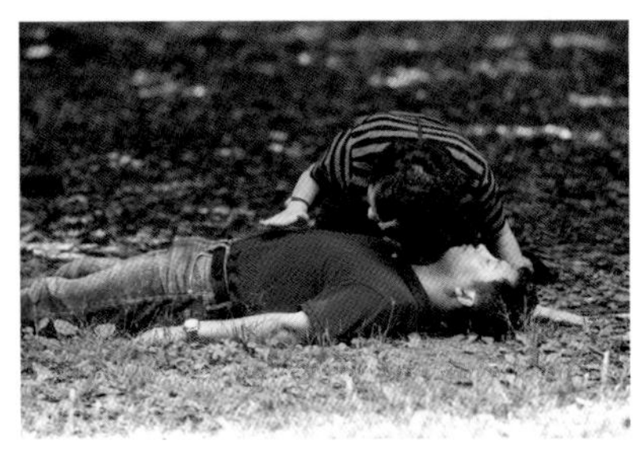

图2-1-4

2 判断呼吸。观察伤病员有无呼吸困难、气道阻塞（见第五章第四节“异物梗塞”，第59页）及呼吸停止（见图2-1-4）。正常成年人在静息状态下呼吸为16～20次/分，均匀平稳。

3 检查循环。

（1）出血情况：扫视伤病员，观察其是否有明显伤势及外出血情况，如有明显外出血情况（见图2-1-5），应先予以止血（见第十二

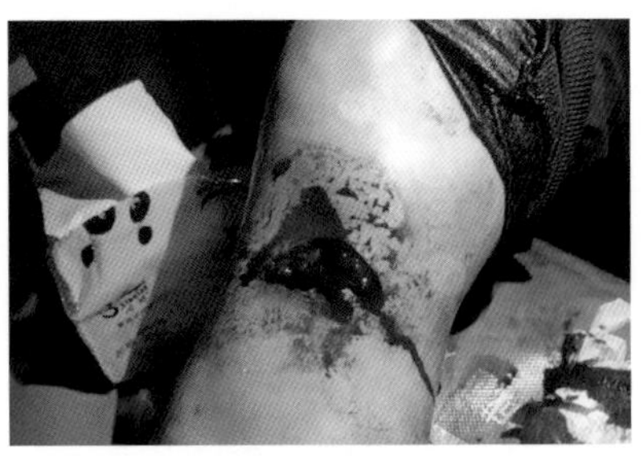

图2-1-5

章第一节“止血技术”，第 109 页）。伤口大量出血是伤情加重或致死的重要原因，在现场应尽快发现大出血的部位。若伤病员出现面色苍白、脉搏快而弱、四肢冰凉等情况，却没有明显的伤口，则应警惕内出血（见第四章第二节中的“内出血”，第30页）。

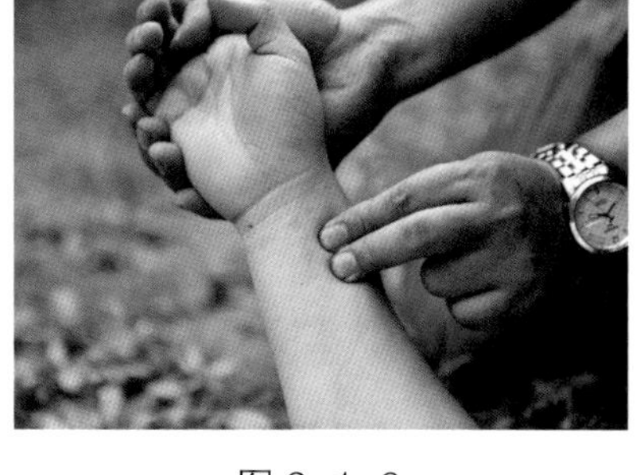

图 2-1-6

（2）脉搏速度：正常成年人脉搏在60 ～ 100次 / 分，可以通过触摸桡动脉的搏动来判断（见图 2-1-6），同时观察伤病员皮肤的颜色，触摸皮肤，感知温度。

4 快速查体。依次从头部、颈部、胸部、腹部、骨盆、四肢、背部及脊柱进行快速检查。

三、注意事项

1.首先要查出是否有危及生命的因素，切勿被局部伤口所迷惑。如有气道异物梗阻所致窒息，同时身体某部位又有伤口或有少量出血，此时若只注意伤口而忽视气道则是错误的。

2.先完成第1、2、3步，再进入第4步。

第二节　救护原则

一、救护原则

1. 确保安全原则：施救者首先要确保自身的安全，然后再去救助别人。例如发现有人溺水，你若不会游泳就不应该下水去救人（见第十一章第二节“溺水”，第 94 页）。其次，要考虑伤病员的安全，尽快使处于危险境地的伤病员脱离险境至安全地带，然后再给予救治。例如煤气泄漏现场，不能切换（开或关）电源开关，不能使用电话，防止任何出现火花引爆煤气的可能（见第九章第四节“一氧化碳中毒”，第83页）。确保救护者与伤病员的安全是第一原则。

2. 先重后轻原则：先处理重伤病员再救治轻伤病员，不要因忙乱或被轻伤病员喊叫所干扰而延误对重伤病员的救治。先处理致命伤，如有大动脉出血则先止血，再处理非致命伤。对心搏骤停者，先行心肺复苏，再处理其他伤情。

3. 先救后送原则：现场所有的伤病员都应经过初步合理急救处置后，再转送医院。例如对昏迷伤病员应注意维持呼吸道通畅，对动脉出血伤病员应先止血，再尽快妥善地转送医院，防止在送医院途中发生不必要的病情加重或者伤病员死亡。现场救治的目的是为专业医务人员救治伤病员赢得更多的时间与机会。

二、注意事项

1.当发生意外伤害时，要保持镇静，尽快向他人或救护中心求助。

2.迅速排除致命和致伤因素，确定伤病员和救护者均无进一步的危险。

3.在不明伤情时，切忌盲目地实施拉、扯、按摩、复位等处置。

4.一般情况下，若有大量出血，应首先止血。

5.在救助他人时，要注意表明身份，注意安慰。对呼吸困难、窒息和心搏骤停的伤病员，迅速使其呼吸道畅通，同时施行人工呼吸、胸外按压等复苏操作，原地抢救。

6.暂时不要给伤病员喝任何饮料或者进食，除非考虑低血糖。

7.如发生意外而现场无人，应大声呼救，请求帮助或设法联系有关部门，不要单独留下伤病员无人照管。

第三章　神志不清

第一节　评估与基本救护路径

一、你的目的

1. 判断伤病员是否神志不清、是否有呼吸。

2. 保持气道通畅，实施相应救治。

二、措施步骤

1　有人倒地，或者已经躺倒在地，你可以过去拍伤病员双肩并大声呼叫“你怎么了，你怎么了”（见图 3–1–1）。如果伤病员没有反应（呼之不应），说明已经神志不清。

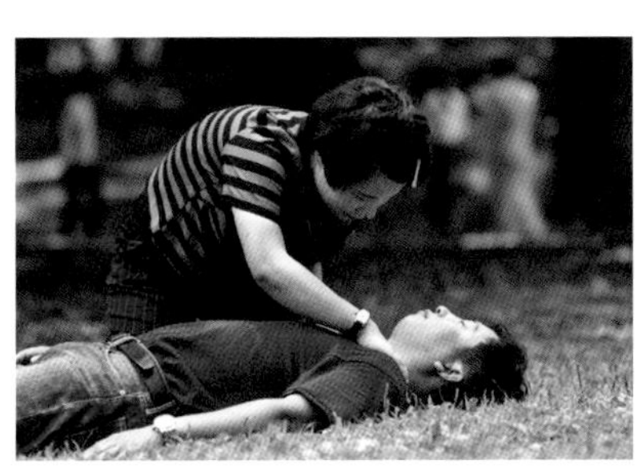

图 3–1–1

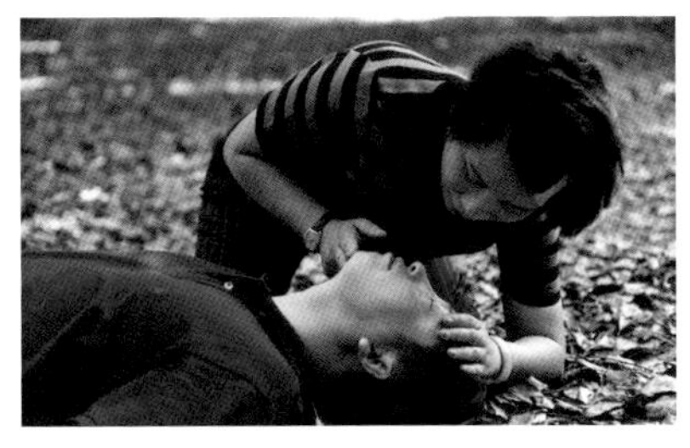

图 3–1–2

2　此时，你应当打开伤病员气道（见图 3–1–2，具体方法见本节内“打开气道的方法”，第11页）。

3　观察伤病员胸部、腹部有无起伏，如果观察5秒以上（不要超过10秒）仍然没有起伏，说明呼吸停止了（见图 3–1–3，具体方法见本节内“检查呼吸的方法”，第11页）。

4 如果你发现伤病员意识丧失、呼吸停止，就可以认定伤病员已经出现心搏骤停（意识丧失＋呼吸停止），这时你应当拨打“120”。如果伤病员呼吸为濒死前呼吸（叹气样呼吸），也可认定为已出现心搏骤停，需要进行心肺复苏。同时开始实施胸外按压和人工呼吸（成年人，见第三章第三节中的“胸外按压”和“人工呼吸”，第15—16页；儿童，见第三章第四节中的“胸外按压”和“人工呼吸”，第18—19页）。

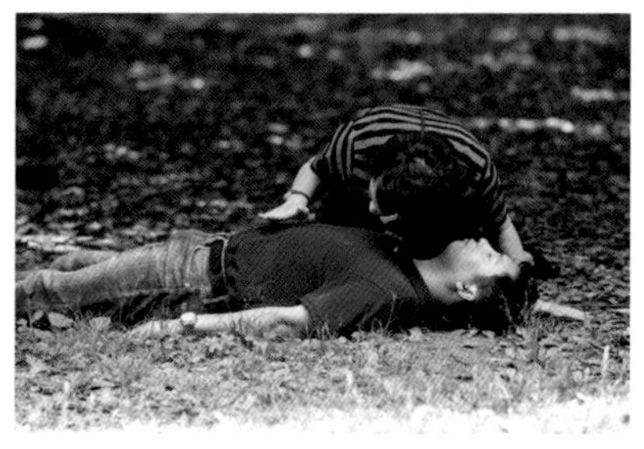

图 3-1-3

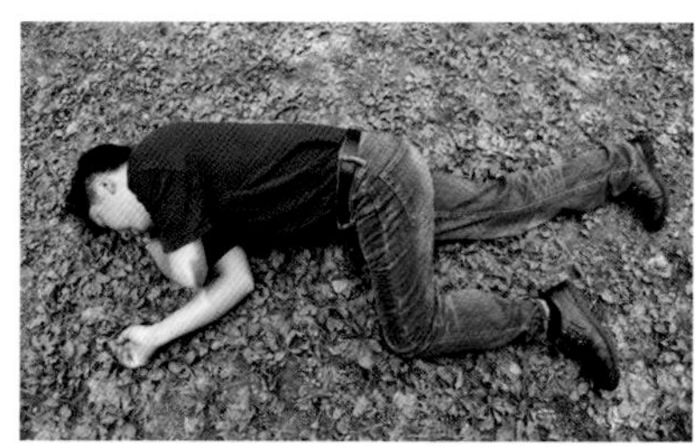

图 3-1-4

5 如果存在有效呼吸，则需要将伤病员放置于恢复体位（见图 3-1-4，见第三章第二节“恢复体位的摆放”，第12页）；然后拨打“120”急救电话；再对伤病员进行观察，观察伤病员有没有呼吸困难，如果有异物卡喉征象则要采取海姆立克手法（见第59—62页）解除气道梗阻。

6 如有呼吸，则将伤病员放置恢复体位（操作方法见第12页）。

三、注意事项

1.你在评估伤病员前，首先应当确认环境安全。

2.在评估与操作时，你最好双膝跪在伤病员胸部的一侧，这是最佳救护位置。在这个位置，你比较方便评估伤病员神志、观察其呼吸，实施胸外按压、开放气道与人工通气，而不会因为移动位置影响或延误救护。

3.拍打双肩的力量不能过猛，不能抓肩用力摇晃伤病员，要时刻想到伤病员可能存在颈部、肩膀创伤，摇晃伤病员可能加重伤病员的伤情。

4.如果拨打的“120”急救电话可以进行医学指导，请遵从调度员的指导实施救治。

四、打开气道的方法

1 将你的一只手掌心放在伤病员额头，轻轻向后推送，这时伤病员的嘴通常会轻微张开。

2 然后将你另一只手的手指放在伤病员下颏骨处，向上向后推送，使伤病员头后仰，至下颌耳廓连线与地面垂直；动作要轻柔，防止颈部过度伸展；抬颌时，防止压迫气道、封闭口唇（见图3–1–5）。

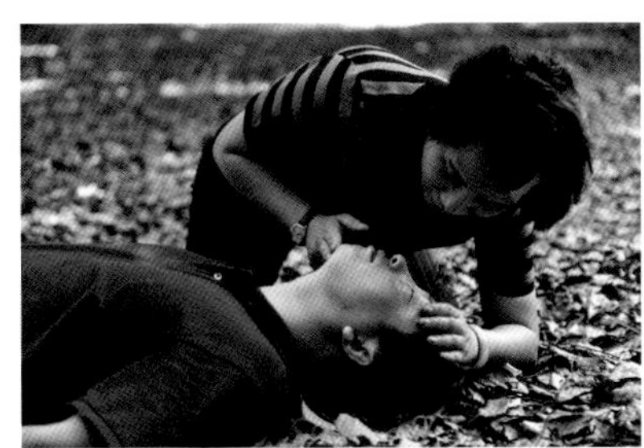

图 3–1–5

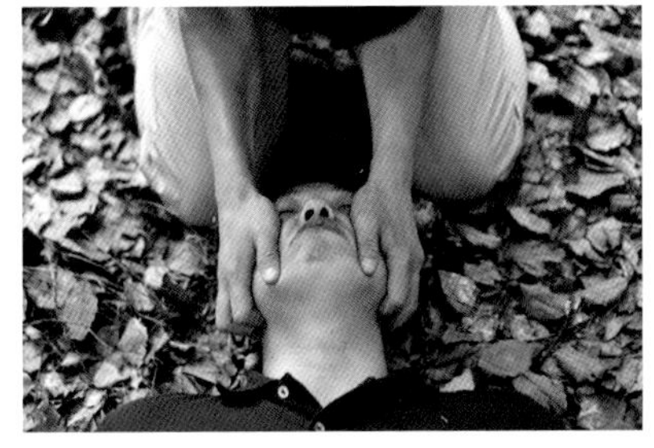

图 3–1–6

3 当怀疑有颈椎损伤时，不能使伤病员仰头，要用双手抬颌法。伤病员平卧，你用双手从两侧抓紧伤病员的双下颌并托起，下颌骨前移，即可打开气道（见图3–1–6）。

五、检查呼吸的方法

打开气道以后，你应当低头，将脸贴近伤病员嘴巴，感觉其有无呼吸气流，同时用眼睛观察其胸部、腹部有无起伏（见图 3–1–7）。判断有无呼吸的时间应当在5～10秒（不超过 10秒），以防止延误救治。如果观察到 10秒仍然不能确定是否有呼吸，那么应该默认伤病员没有呼吸。

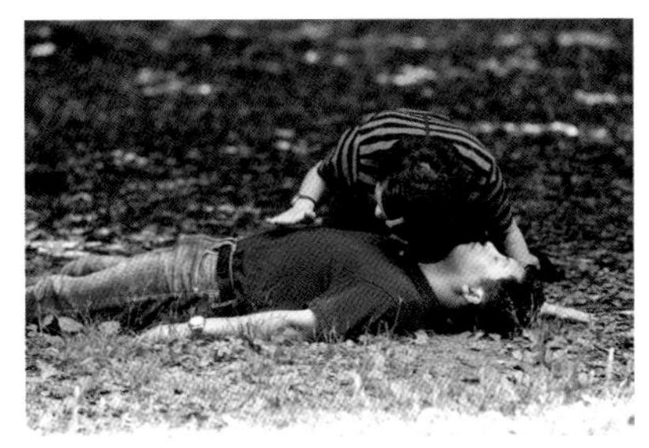

图 3–1–7

注意事项：

自己计时可默念"一千零一、一千零二……"，念一个数字的时间约为1秒。

六、检查神志、呼吸

若伤病员有神志、有呼吸，则进入恢复体位的摆放（见本章第二节"恢复体位的摆放"，第12页）；若伤病员无神志、无呼吸，则进入心搏骤停的救护（分别见本章第三节"成年人心搏骤停的救护"和第四节"儿童心搏骤停的救护"，第14—19页）。

第二节　恢复体位的摆放

1 先将伤病员口袋里较大和尖锐的物品都拿出来，然后跪在其旁边。

2 将他离你较近的那只手臂以一个合适的角度摆成"举手样"动作（见图3-2-1）。

3 将他的另一只手臂跨过胸膛，直到他的手背贴在另一侧脸颊边，并将手保持在那个位置（见图3-2-2）。

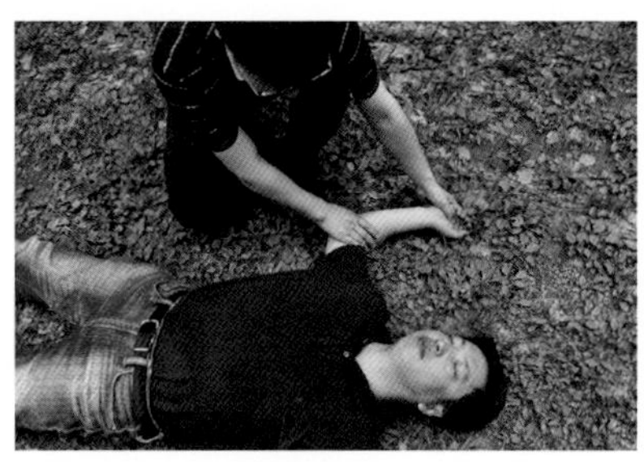

图3-2-1

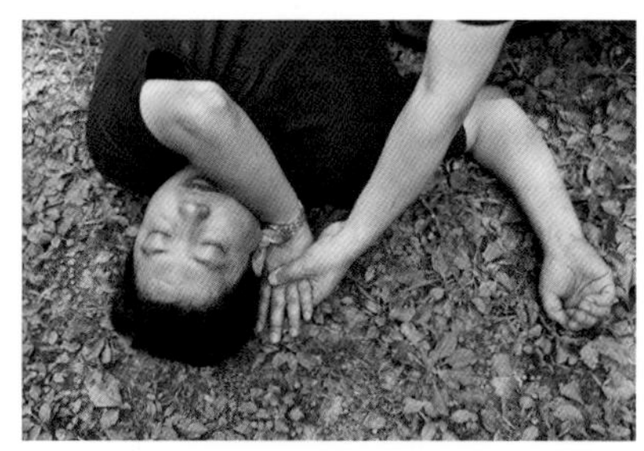

图3-2-2

4 将你的手放置于伤病员离你较远的那条腿的膝盖处(见图3–2–3)。

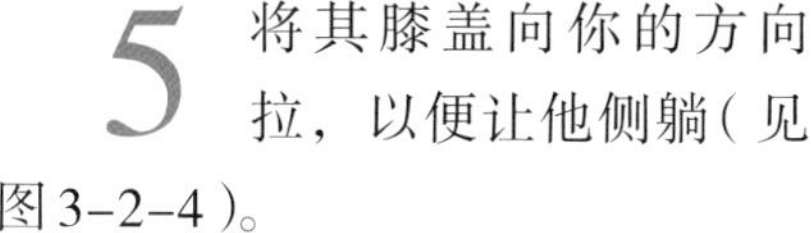

5 将其膝盖向你的方向拉，以便让他侧躺(见图3–2–4)。

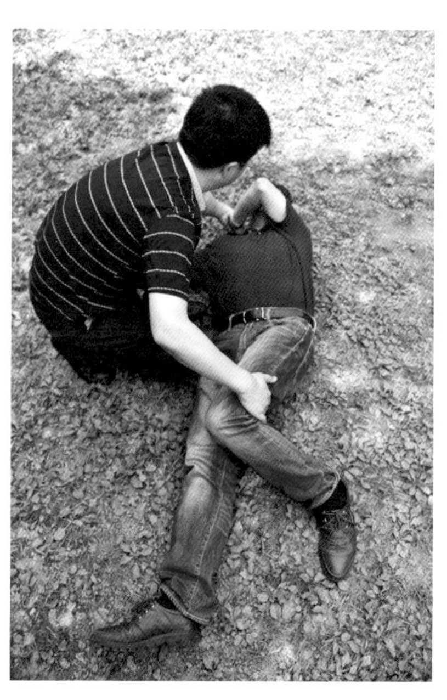

图3–2–3

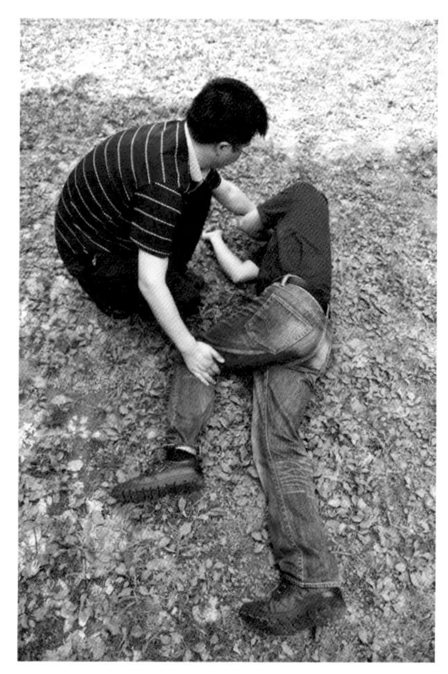

图3–2–4

6 将他的下颌上抬，使其头后仰，保持气道开放(见图3–2–5)。

7 如果救护车不能及时赶到，那么在30分钟后将其放平，以相同方法转向另一个方向。

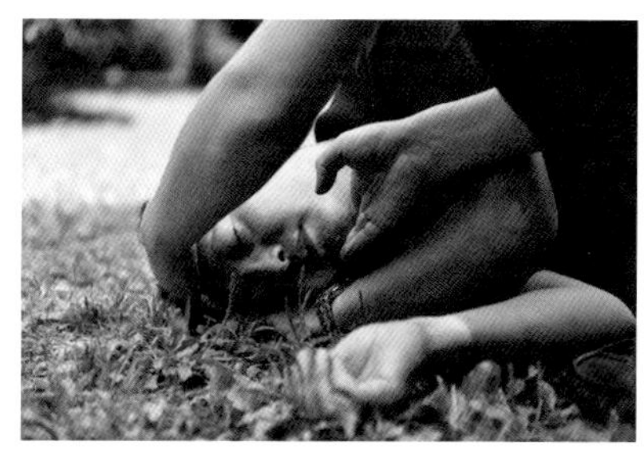

图3–2–5

注意事项

1.如果伤病员在被发现时已经处于侧卧位，那么可不必完全按上面的方法进行操作。

2.在对怀疑有脊椎损伤的神志不清的伤病员取侧卧位时，要将其头颈部垫高，使头和脊椎在一条纵轴线上，身体两侧要用物体垫实；翻身时，应牵引头部，保护并固定颈部，躯体整体滚动，身体平直而无扭曲。

第三节　成年人心搏骤停的救护

一、你的目的

让血液重新流动起来，将氧气带给组织细胞，使二氧化碳通过血液、呼吸排出体外。让心脏和脑等器官恢复供血、供氧。

二、识别评估

1. 神志不清（意识丧失）。
2. 呼吸停止或者呼吸不正常，仅为喘息。

三、措施步骤

1 确认现场环境安全。

2 判断意识。你可以过去拍伤病员的双肩并大声呼叫："你怎么了，你怎么了？"如果他没有反应，说明已经神志不清（意识丧失）（见图3-3-1）。

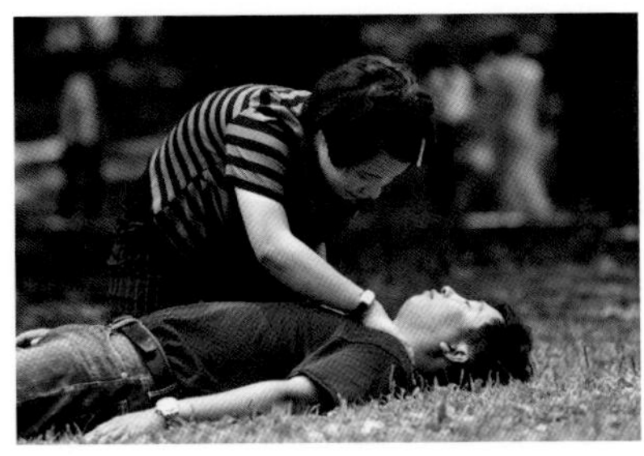

图 3-3-1

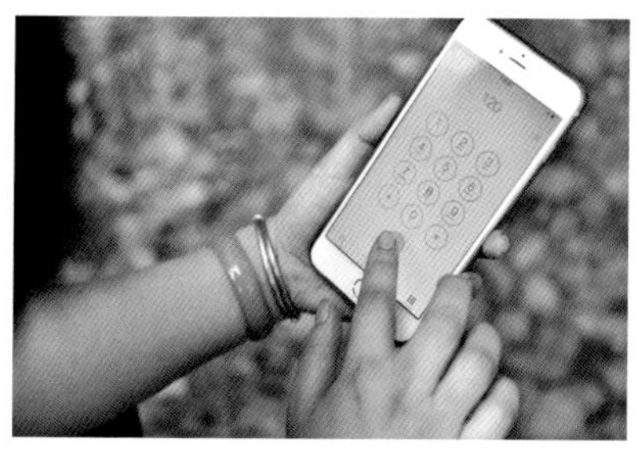
图 3-3-2

3 呼救，取 AED。如果发现心搏骤停，应立即呼叫，请人拨打“120”，取 AED，启动当地急救系统（见图 3-3-2）。如果你只有一个人，也可以自己拨打“120”后立即实施胸外按压。

4 打开气道，检查呼吸（见第11页）。

5 胸外按压。

（1）跪在伤病员胸部一侧，将你一只手的掌根放置于伤病员胸部两乳头连线与胸部正中线的十字交叉点，此即为正确的按压部位。你可以通过目测评估确认该部位，只要在正中线上的大概位置即可。你可以通过目测，隔着伤病员的衣服估计该位置（见图 3-3-3）。

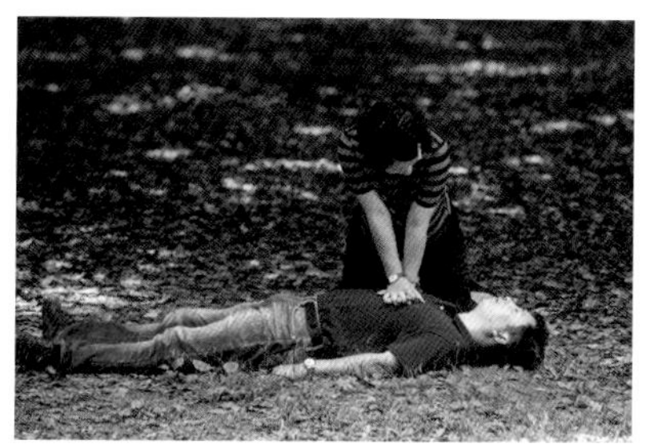
图 3-3-3

（2）将你另一只手的掌根叠放到刚才的那只手上，双手的手指交扣并翘起离开胸壁，让掌根接触胸壁（见图 3-3-4）。

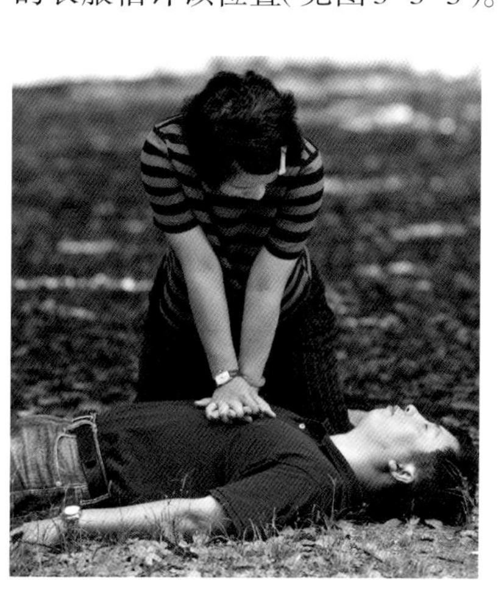
图 3-3-4

（3）前倾你的上半身，伸直双臂，垂直向下，用力按压胸骨，深度为 5～6 厘米，然后放松，让胸廓充分回弹后再次向下按压。注意：掌根这时不能离开胸壁，以防位置移动而影响按压效果（见图 3-3-5）。

（4）以 100 ～ 120 次 / 分的频率

连续按压30次，要求按压与回弹所用时间相等。30次按压完毕马上进入下一步。

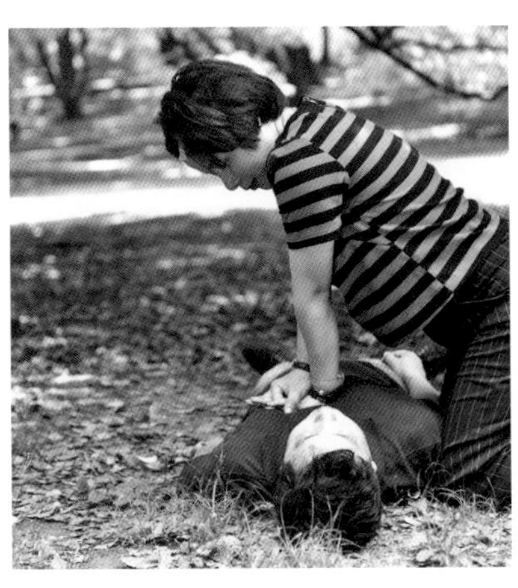

图 3–3–5

6 打开气道（见第11页）。

7 人工呼吸。打开气道后保持头颈部的位置，用按在额头的手指捏住伤病员的鼻子，吸一口气，屏住呼吸，张大你的嘴巴包住伤病员双唇，向伤病员嘴巴内缓缓（要求1 ～ 2秒）吹气（见图3–3–6）。吹气以胸廓隆起即可，不宜吹多，不可猛吹。吹完之后放松伤病员的鼻子，将你的嘴离开伤病员，让伤病员呼出你刚才所吹之气（见图3–3–7），然后再按上述方法吹气1次。吹完气后，马上重复胸外按压30次。

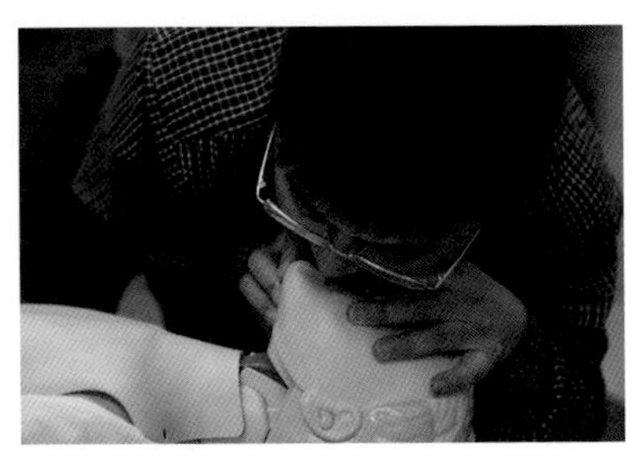

图 3–3–6

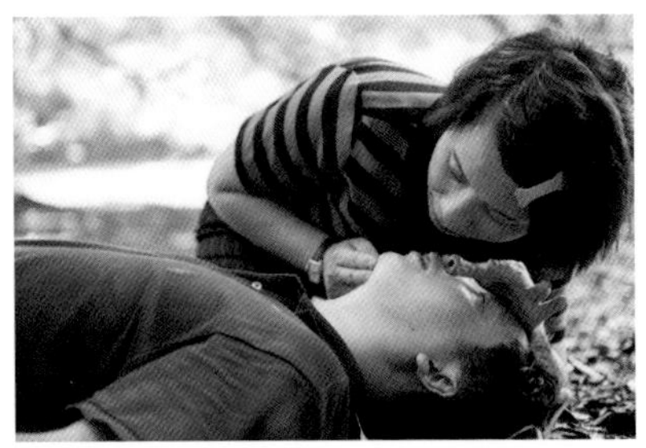

图 3–3–7

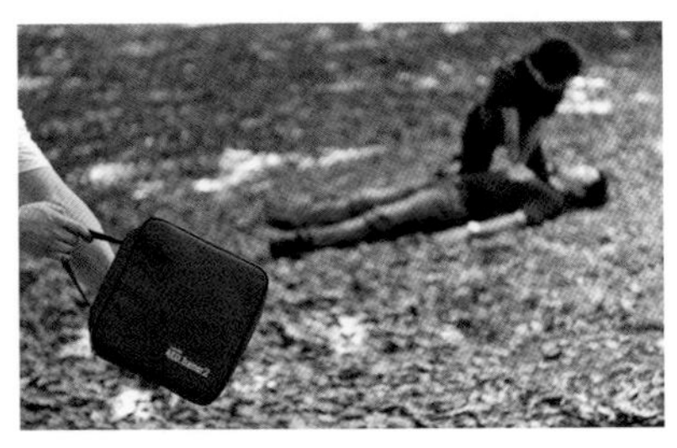

图 3–3–8

8 重复操作。两次吹气完毕后，立即继续胸外按压30次，然后再次吹气。按照按压30次、吹气2次的比例循环操作。

9 心脏除颤。在心肺复苏时，如果有自动体外除颤器（见图3–3–8），则应当尽早使用

（详见本章第六节“自动体外除颤器”，第22页）。

四、注意事项

1.如果你不愿意或者不会人工呼吸，那么可以不做人工呼吸，而仅做胸外按压，直到救护车到来。

2.胸外按压应当在胸骨正中线上进行，不可以在肋骨上。

3.如果现场有两个急救者，你们可以一个人行胸外按压，一个人吹气，每2分钟更换一下角色。更换角色要求迅速，尽量减少按压的中断。

4.人工呼吸不可以过快、过猛，以防止气体进入胃内而导致胃胀气、胃内容物反流。

5.如果在复苏过程中，伤病员出现呕吐物，则可以将伤病员侧翻，清除呕吐物。

6.每复苏2分钟以后可对伤病员做一次评估，每次评估时间不超过10秒。如果心跳、呼吸恢复，那么可以停止实施心肺复苏。

7.在实施胸外按压时，伤病员背部支撑的尽可能是硬的平板（可以是地面、硬床板），不可以是软床垫。

五、心肺复苏的有效指征与终止条件

1. 心肺复苏的有效指征：伤病员面色由黑紫变红润，大动脉有自主搏动（颈动脉搏动见图3-3-9），出现自主呼吸，瞳孔由大变小或者神志逐渐恢复。

2. 心肺复苏的终止条件：有以下条件之一可终止或不实施心肺复苏。

（1）有对急救者造成安全威胁的情况。

（2）伤病员已恢复自主呼吸、心跳。

（3）常温下心肺复苏30分钟后仍然无效。

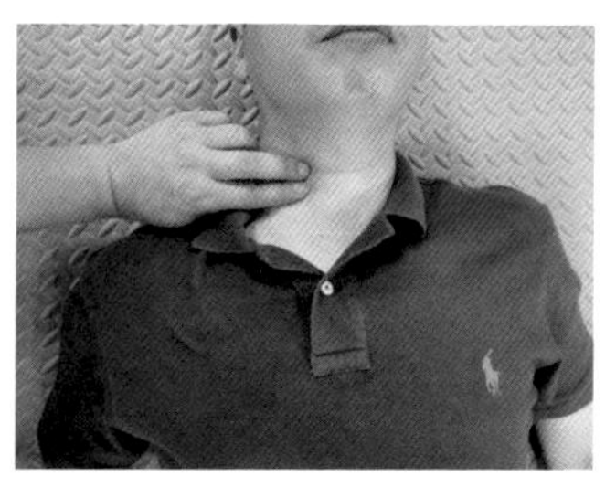

图3-3-9

（4）有医务人员接手心肺复苏。

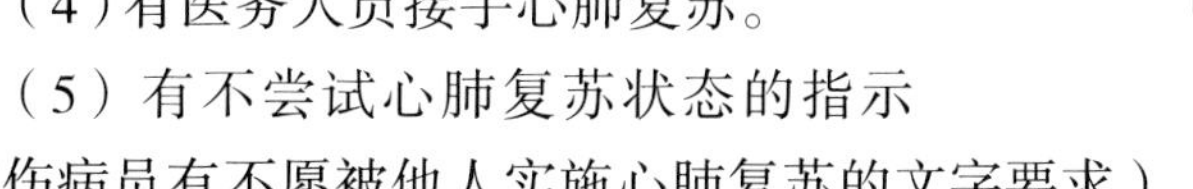

（5）有不尝试心肺复苏状态的指示（如伤病员有不愿被他人实施心肺复苏的文字要求）。

第四节 儿童心搏骤停的救护

一、你的目的

让血液重新流动起来，将氧气带给组织细胞，使二氧化碳通过血液、呼吸排出体外，让心脏和脑等器官恢复供血、供氧。

二、识别评估与步骤措施

1 环境安全：同成年人心搏骤停的救护（见第14页）。

2 判断意识：同成年人心搏骤停的救护（见第14页）。

3 呼救，取 AED：同成年人心搏骤停的救护（见第15页）。

4 打开气道、检查呼吸：见第11页。

5 胸外按压：按压部位为胸骨下半部（见图 3-4-1）。按压频率为 100～120次 / 分，与成年人心搏骤停的救护相同。按压深度为胸廓前后径的 1/3，大约 5厘米。对较小的儿童可以不用双手，仅用单手掌根按压（见图3-4-2）。

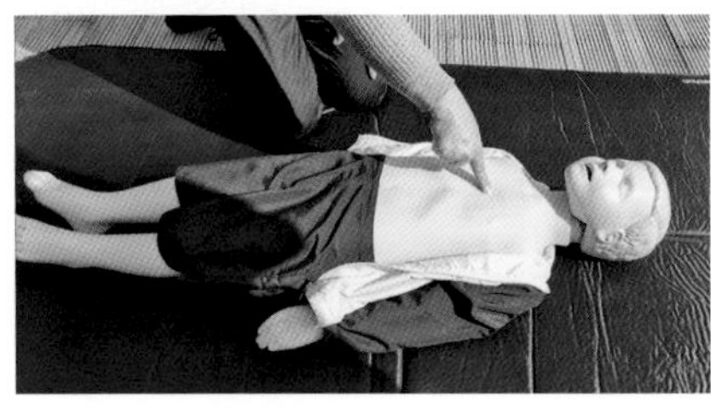

图 3-4-1

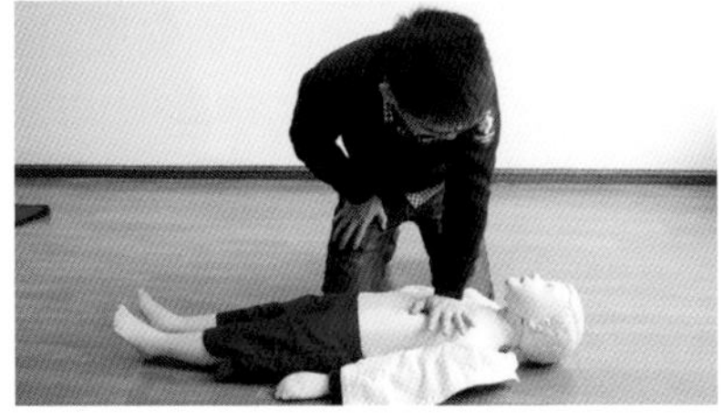

图 3-4-2

6 人工呼吸：同成年人心搏骤停的救护（见第16页）。

7 人工呼吸重复操作：单人抢救，按压30次、吹气2次；双人抢救，按压15次、吹气2次，不断重复。

三、注意事项

1.如果你没有亲眼看到伤病员倒下，并且旁边只有你一个人，那么你需要先提供2分钟的心肺复苏，再拨打“120”。在拍打伤病员双肩时，力量不可以过猛，不能抓肩用力摇晃伤病员，要时刻想到伤病员可能存在颈部肩膀创伤。

2.如果有两个人实施心肺复苏，那么胸外按压和人工呼吸的比例为15∶2，也就是胸外按压15次、人工呼吸2次。

3.除按压深度及双人按压重复比例外，其余与成年人的心肺复苏基本相同。

4.观察口腔有无异物，用右手大拇指轻压伤病员的下巴（见图3-4-3），此时观察口腔内有无异物。如果存在异物，则将其头侧向一侧后小心地用手指勾出（见图3-4-4）。

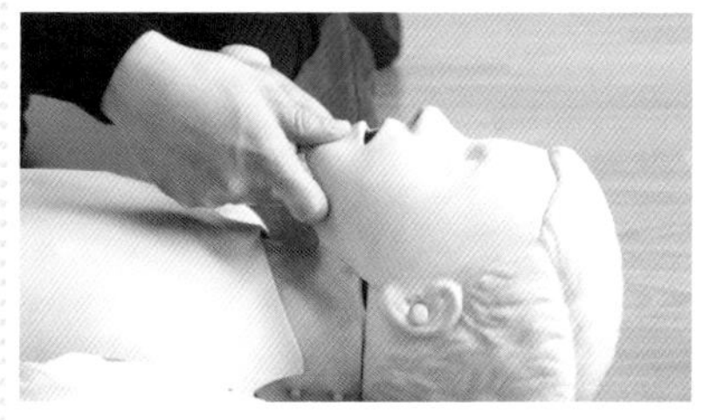
图3-4-3

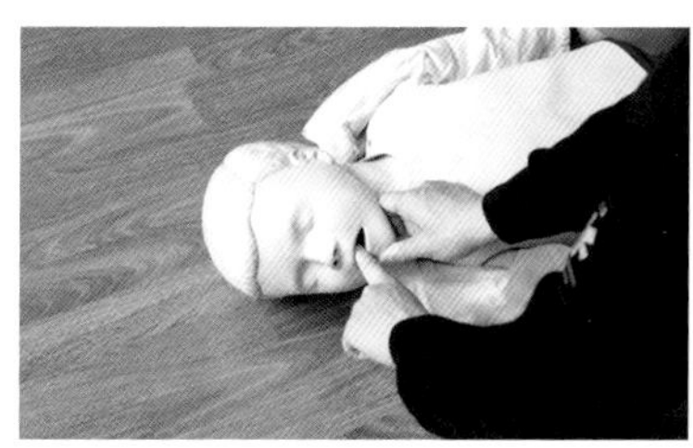
图3-4-4

第五节　婴儿心搏骤停的救护

一、你的目的

让血液重新流动起来，将氧气带给组织细胞，使二氧化碳通过血液、呼吸排出体外。让心脏和脑等器官恢复供血、供氧。

二、识别评估与步骤措施

1 环境安全：同成年人心搏骤停（见第 14 页）。

2 判断意识：婴儿哭闹突然停止，脸色发白发灰。用力拍打婴儿双脚脚底，大声呼叫："宝宝，宝宝，怎么啦？"如果婴儿不哭，说明没有反应，也就是意识消失（见图 3-5-1）。

3 呼救，取 AED：同成年人心搏骤停（见第 15 页）。

4 打开气道、判断呼吸：同成年人心搏骤停（见第15页）。

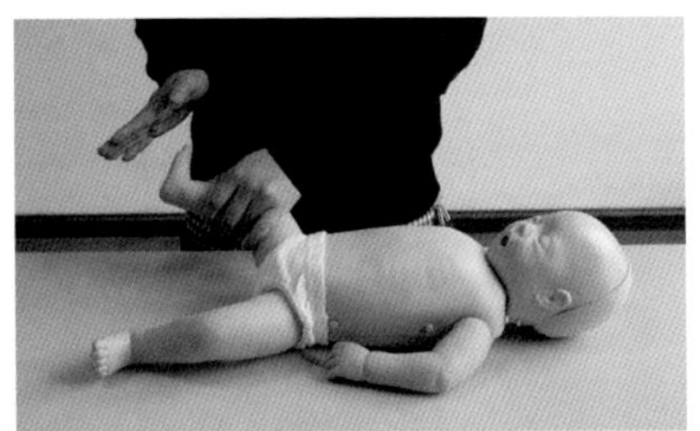

图 3-5-1

5 胸外按压：按压部位为胸骨下半部（两乳头连线正下方，见第 18 页，图 3-4-1）。按压频率为 100～120 次 / 分，与成年人心搏骤停相同。按压深度：至少为胸廓前后径的 1/3，大约 4 厘米。按压方法：如果仅你一人施救，则将你两根手指放在婴儿胸部中央、两乳头连线正下方（见图 3-5-2）；如果还有人跟你一起实施，则可以将双手拇指环绕在婴儿胸部中央、乳头连线正下方（见图 3-5-3），这样按压更为可靠。

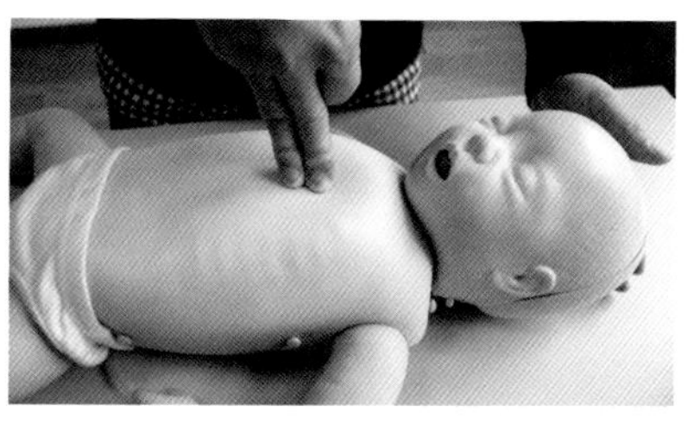

图 3-5-2

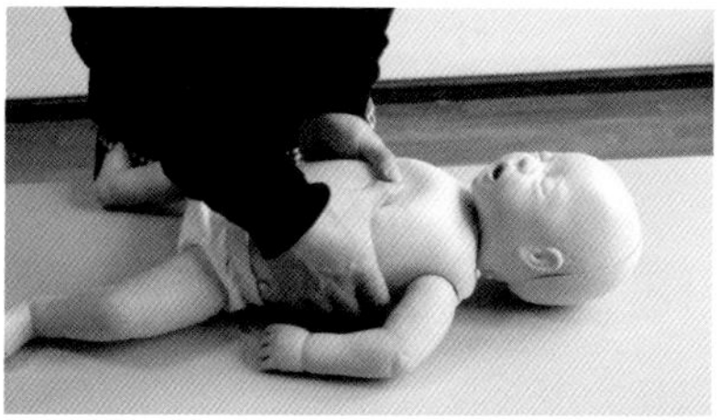

图 3-5-3

6 观察口腔内有无异物：用右手大拇指轻压婴儿的下巴，此时观察口腔内有无异物。如果口腔内存在异物，则将其头侧向一侧后小心地用手指勾出异物。

7 打开气道：用一只手压婴儿的额头，用另一只手的两根手指抬起婴儿的下巴，使婴儿的耳垂与肩膀处于同一水平（见图3-5-4）。

8 人工呼吸：

（1）在打开气道的情况下，吸一口气，屏住呼吸，张大嘴巴包住婴儿的口鼻，向口鼻内缓缓吹气（要求1～2秒）。吹气至胸廓隆起即可，不宜吹多，不可猛吹（见图3-5-5）。

（2）将人工呼吸执行者的嘴移离婴儿的嘴，让婴儿呼出刚才所吹之气。然后按上述方法再吹气1次。

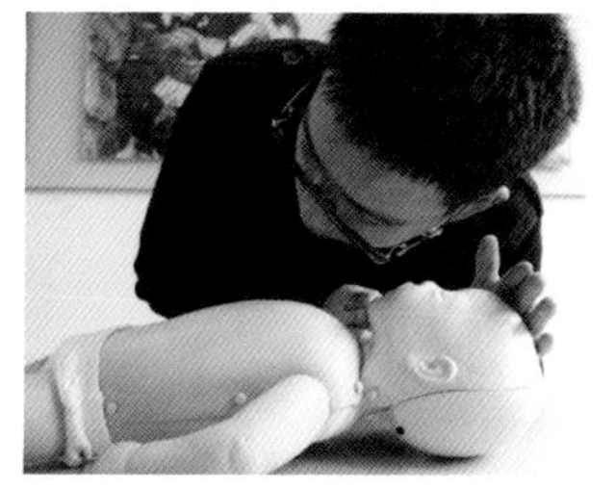

图 3-5-4

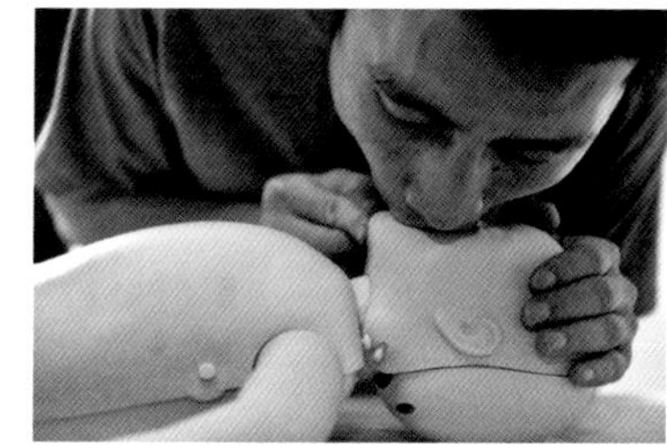

图 3-5-5

9 人工呼吸重复操作：单人抢救，按压30次、吹气2次；双人抢救，按压15次、吹气2次，不断重复。

三、注意事项

1.在判断意识时，首选拍婴儿足底，这方法对婴儿更可靠。

2.其余同儿童心搏骤停的救护(见本章第四节“儿童心搏骤停的救护”，第18页)。

第六节　自动体外除颤器

一、你的目的

1. 了解在哪些情况下要使用自动体外除颤器(Automated External Defibrillator，AED)。

2. 学会使用的步骤。

二、识别评估

确认伤病员为心搏骤停。方法同前。

三、步骤措施

1 开机：打开AED电源按钮(见图3-6-1)。

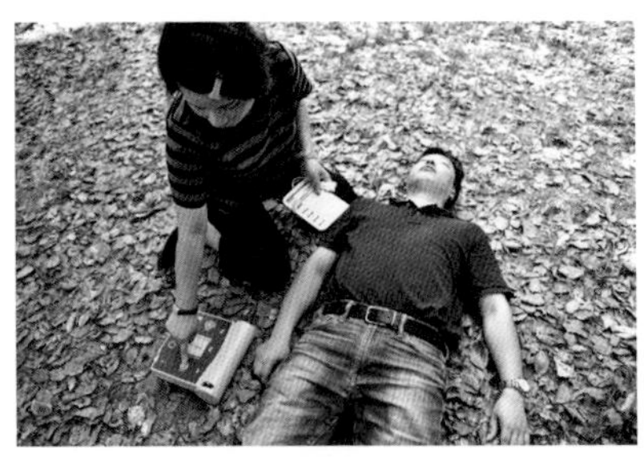

图3-6-1

2 粘贴电极片：将电极片的衬背撕下，根据电极片上的图示，将一个电极片贴到伤病员裸露胸部的右上方，将另一个电极片放在左乳头外侧(见图3-6-2)。

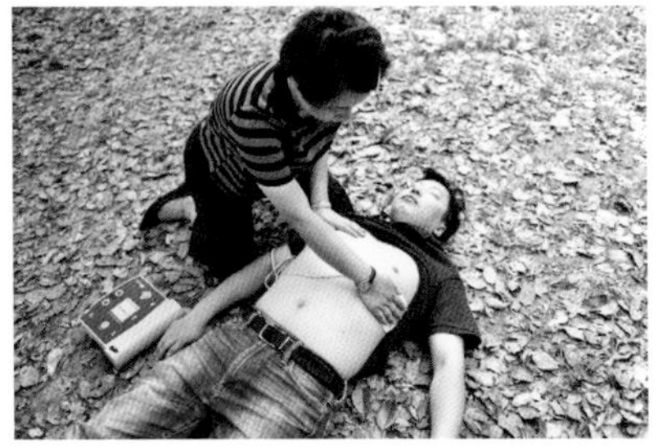

图3-6-2

3 连接：将电极片的电线接到AED主机上（见图3-6-3）。

4 分析心律：不要接触伤病员，让AED自动分析心律，这大概需要5～15秒的时间。

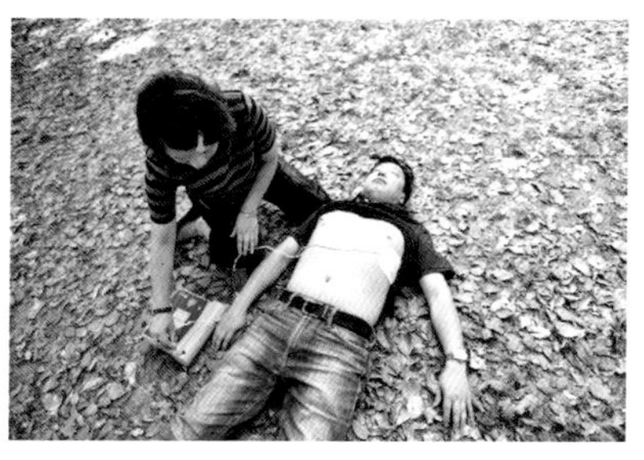

图 3-6-3

5 电击：AED会告诉你伤病员是否需要电击，如果需要实施电击，要先让所有人“离开”伤病员（见图3-6-4），确认没有人接触伤病员后，按下电击按钮（见图3-6-5）。

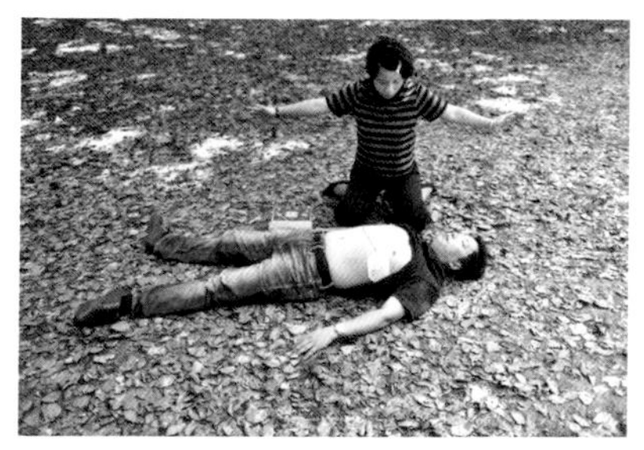

图 3-6-4

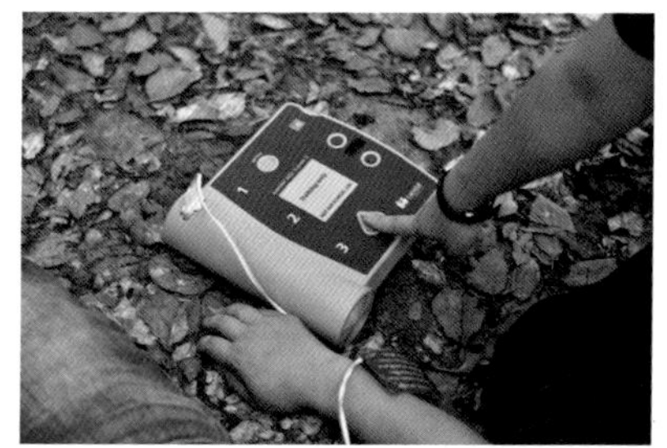

图 3-6-5

6 心肺复苏操作：电击完成后，立即从胸外按压开始继续进行心肺复苏操作（见图3-6-6）。

四、注意事项

1.在AED分析心律和按下电击按钮时，要确保没有人接触伤病员，不然会有被电击的危险。AED使用流程总结如图3-6-7所示。

2.电击后不要拿掉电极片，即使伤病员已恢复心跳。

3.在粘贴电极片的同时，可以进行胸外按压。

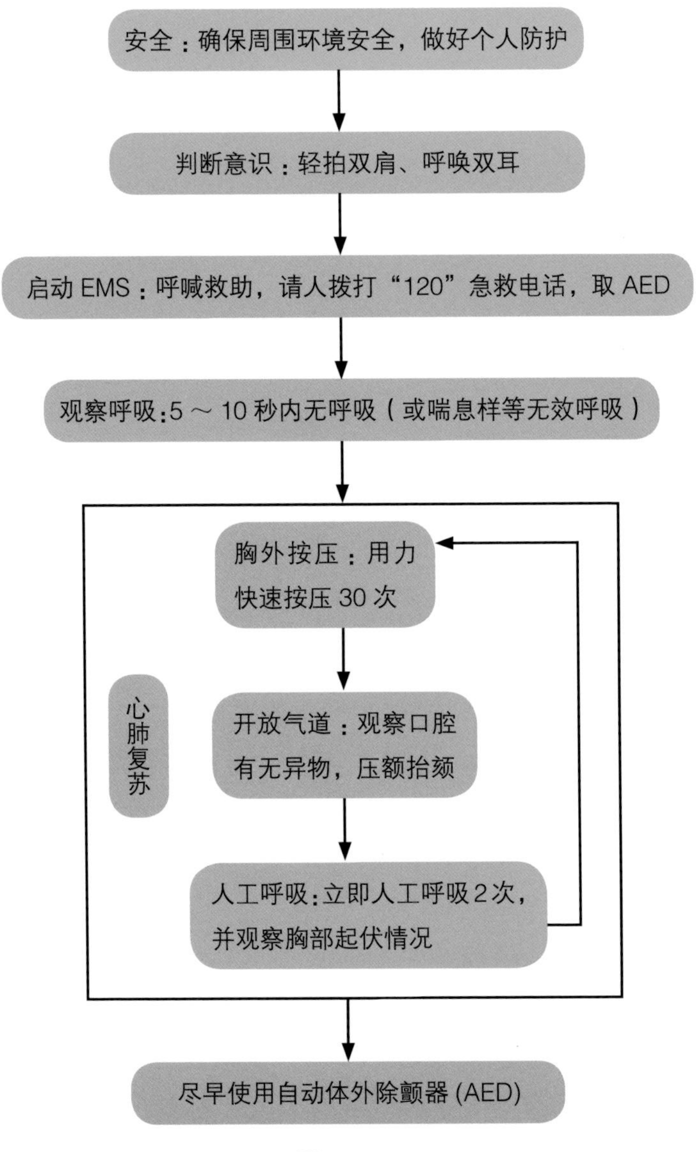
心肺复苏流程
安全：确保周围环境安全，做好个人防护
判断意识：轻拍双肩、呼唤双耳
启动 EMS：呼喊救助，请人拨打“120”急救电话，取 AED
观察呼吸:5 ～ 10 秒内无呼吸（或喘息样等无效呼吸）
心肺复苏
胸外按压：用力快速按压 30 次
开放气道：观察口腔有无异物，压额抬颏
人工呼吸:立即人工呼吸 2 次，并观察胸部起伏情况
尽早使用自动体外除颤器 (AED)

图 3-6-6

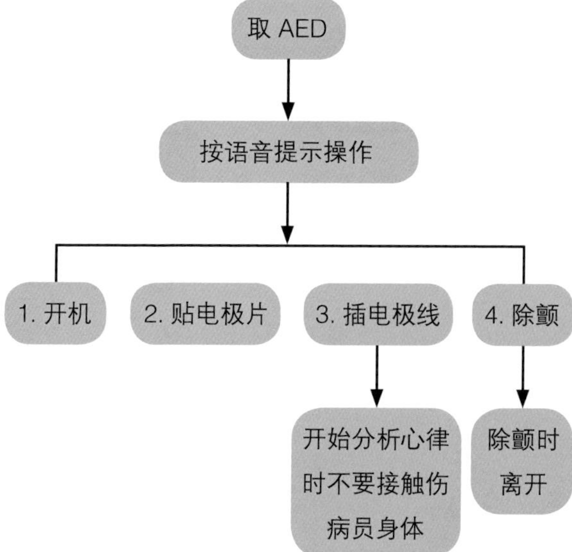
AED 使用流程
取 AED
按语音提示操作
1. 开机
2. 贴电极片
3. 插电极线
4. 除颤
开始分析心律时不要接触伤病员身体
除颤时离开

图 3-6-7

第四章　创　伤

第一节　运动系统基本构造与运行机制

人体的运动系统主要由骨骼、骨关节和骨骼肌（附着在骨骼上的肌肉）组成。骨骼构成了我们人体的主要框架。骨与骨之间的连接靠骨关节和骨骼肌来完成。人体活动主要通过肌肉收缩牵拉骨骼来完成。

骨骼：构成并支撑整个身体的骨架，承载着身体的肌肉、血管和神经。同时，对身体重要脏器具备保护功能，如颅骨保护大脑，胸骨及肋骨保护心脏等。正常成年人全身共有206块骨骼。骨骼的许多部位通过关节和韧带相连，肌肉之间则通过肌腱与骨相连从而实现运动功能。骨骼全貌见图4–1–1。

关节：是骨与骨之间的连接部分。有些关节的连接是固定的，被称为固定关节，如颅骨和骨盆。固定关节一旦发生活动，往往会危及生命。例如：颅骨骨折往往导致脑挫伤甚至脑死亡；骨盆骨折常常会引发大出血，导致失血性休克甚至造成死亡。有些关节的连接是活动的，被称为活动关节，如肩关节、肘关节、腕关节。活动关节占关节的大部分，由关节囊、关节液和软骨等构成。对于活动关节来说，只要其中的任何一个组成部分发生障碍，就有可能导致肢体不能灵活地活动。例如组成肩关节的肱骨滑出关节囊会导致脱臼，影响肩关节的正常屈伸活动。

骨骼肌：除保护骨骼和关节（轻微的外伤可能仅仅导致肌肉的损伤，而不会立刻造成骨折）外，骨骼肌更重要的作用是让身体能够自如地活动，能够做屈、伸、拉等各种动作。它通过肌腱与骨相连，用于控制身体的各种活动（如舞蹈、体操等）和维持人体正常生理姿势（如站立、坐位、行走等）。骨骼肌全貌见图4–1–2。

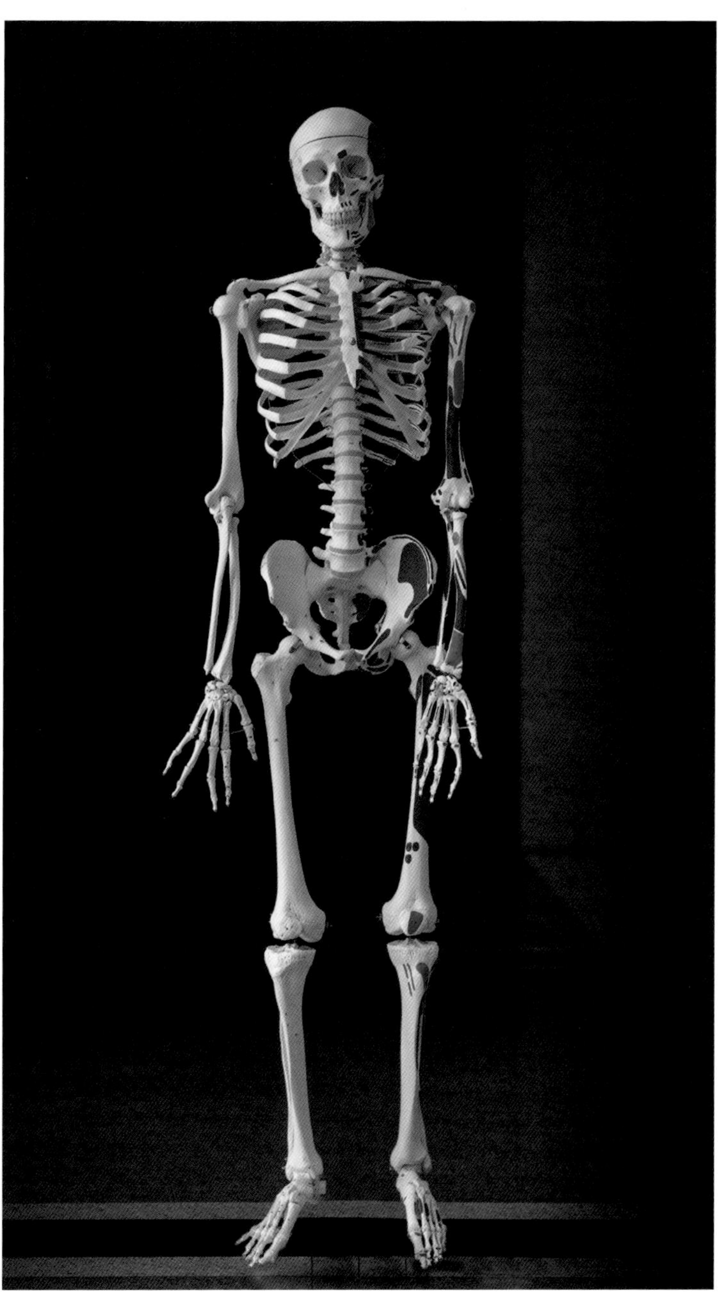

图 4-1-1

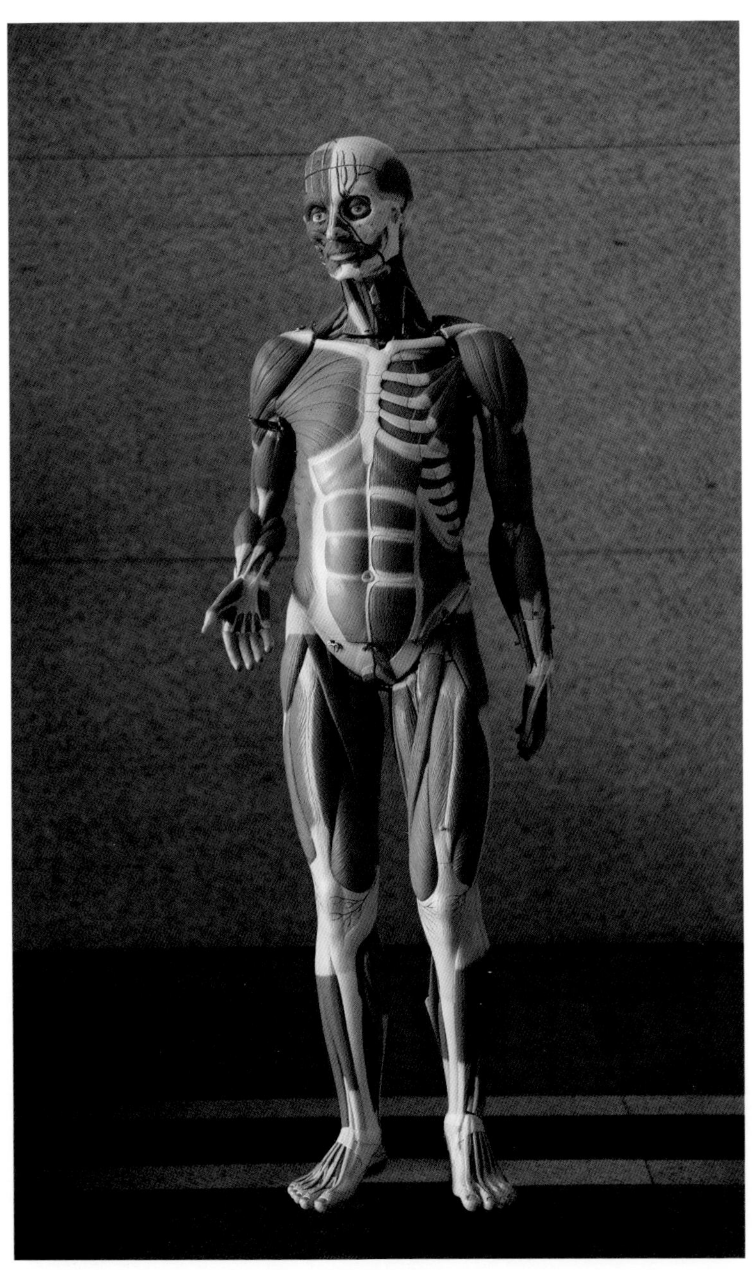

图 4-1-2

第二节　出血与伤口

◎外出血

一、你的目的

1. 止住血。

2. 保住命。

二、识别评估

1. 体表可以看到出血。

2. 若血的颜色鲜红，通常为动脉出血；若血的颜色为暗红色，通常为静脉出血。

3. 流血速度快、量大、喷涌者，常为动脉出血；相反，则常为静脉出血。

三、措施步骤

1 动脉出血，立即用手指按压伤口进行止血（见第十二章第一节“止血技术”，第109页），如果手指按压后，出血没有减少，那么可改用布条、绳索等绞棒止血（见图4-2-1），详见第114页“绞棒式止血法”。

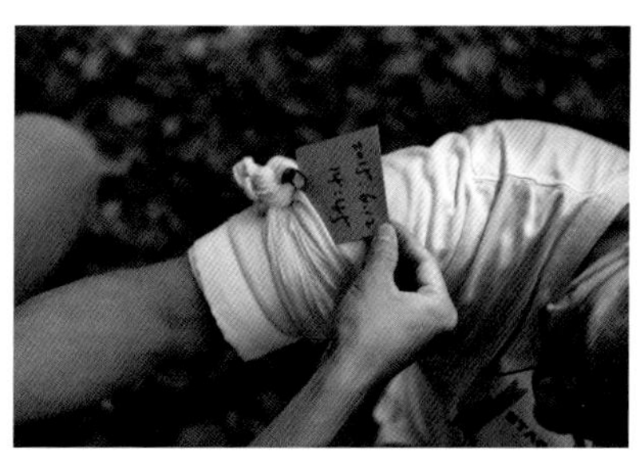

图 4-2-1

2 静脉出血，可以用纱布或干净的布加压按住出血部位即可止血。如果伤口暴露出来，那么可以撕开伤口旁边的衣物。如果有异物插入体内，注意不要碰触异物。

3 用干净的毛巾或者手帕包扎伤口进行止血（见图4-2-2）。

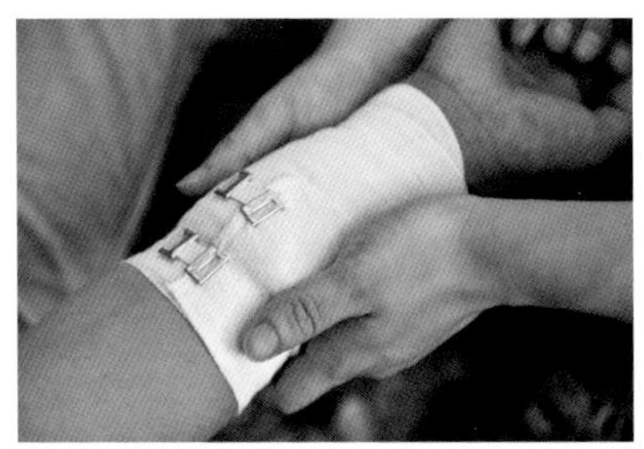

图 4-2-2

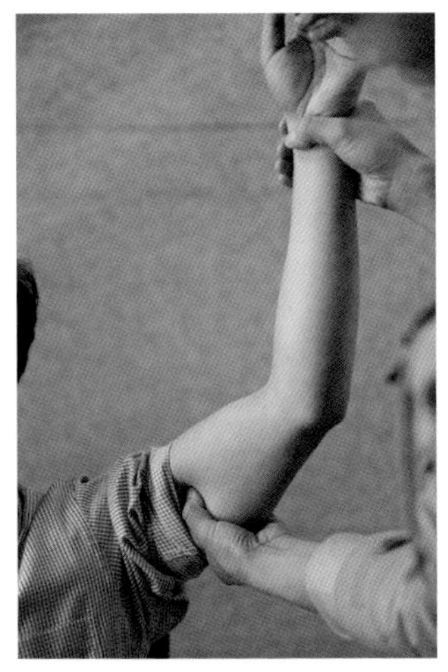

图 4-2-3

4 抬高伤口位置，使之高于心脏位置(见图4-2-3)。如果是下肢的伤口，则可以让伤病员躺在地上，抬高下肢，使其高于心脏位置。

5 拨打“120”，在等待医生到来之前注意观察患者的清醒程度，观察其呼吸是否正常。

四、注意事项

1.看见出血，伤病员和救助者不必惊慌失措。嘱患者保持冷静，配合救治。

2.如果伤口内有异物，那么可以按压伤口两侧。

3.不要随便搬动伤病员，除非现场的环境不安全。

◎内出血

一、你的目的

1. 尽早发现。
2. 送医院手术治疗。

二、识别评估

身体受到外力作用，体表看不到血迹，但当伤病员出现以下任何一项情况时，应该考虑内出血的可能性。

1. 面色苍白，四肢湿冷，心跳加快。
2. 头晕，没有力气。
3. 神志不清、烦躁，甚至失去知觉。

三、措施步骤

1 安抚伤病员情绪。

2 平躺，抬高下肢。如果伤病员失去知觉，则应注意体位摆放（见第三章第二节“恢复体位的摆放”，第12页）。

3 保暖。

4 拨打“120”急救电话。在等待救护车达到之前，密切观察伤病员情况（若地处偏僻，救护车到达时间较长，则可为伤病员保持恢复体位并自行快速平稳送往就近医院）。

四、注意事项

1.伤病员不可独自一人下楼，以防头晕栽下楼梯。
2.不随意饮水或进食，为后续手术止血提供好的条件。
3.不疼痛不代表没有内出血。

◎吐　血

一、你的目的

1. 防止窒息。
2. 尽快送医院。

二、识别评估

1. 有血从嘴里吐出或者咳嗽时咯出。从食管、胃肠道出来的血，我们称之呕血。从咽、喉、支气管出来的血，我们称之为咯血。这里为方便记忆，我们统称为吐血。

2. 有头晕、乏力、四肢发冷、心跳加快等不舒服的表现。

三、措施步骤

1 嘱伤病员保持冷静。

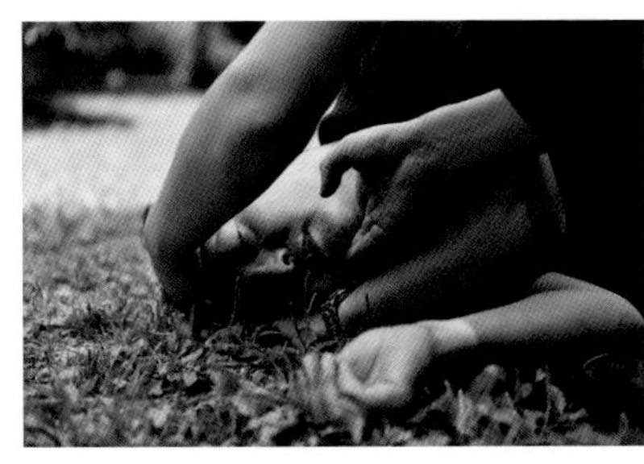

图 4-2-4

2 侧卧休息，恢复体位，防止血块阻塞气道导致窒息（见图 4-2-4）。

3 如果伤病员同时出现气急、呼吸困难、面色青紫，说明伤病员血块极有可能堵住了气道，这时需要尽快地将血块取出（见第十二章第七节“气道异物梗阻解除术”，第 145 页）。

4 如果伤病员出现头晕、乏力、心跳加快等情况，说明其病情已发展到了休克，应采取休克体位（见图 4-2-5）。

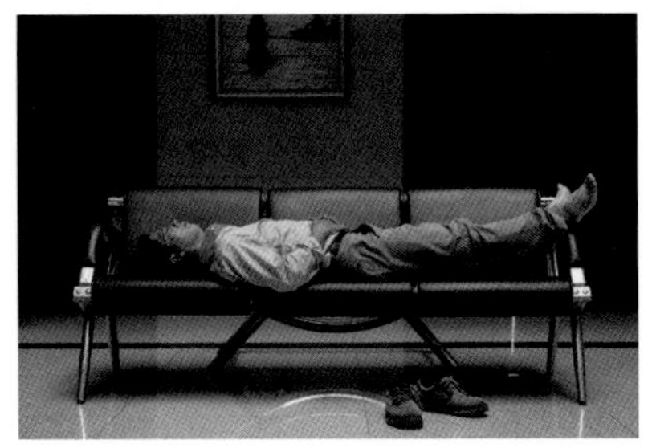

图 4-2-5

5 如果伤病员失去知觉，出现呼吸停止，则应立即进行心肺复苏（见第十二章第六节“心肺复苏术”，第 135 页）。

四、注意事项

1. 吐血时，有血就要吐出，不能咽下或者含在嘴里。

2. 不要随意活动。吐血时，伤病员可以头偏向一侧或者整个身体偏向一侧。

3.咯血是气道血管破裂所致的，量大时很快会成血凝块封堵气道，所以必须取头低脚高位(同时保持头侧卧位)，让血流出气道。任何阻止血液流出的动作都是错误的。

◎休　克

一、你的目的

1. 保证大脑供血。
2. 尽快送医院。

二、识别评估

伤病员若因大量失血、严重缺水、烧伤、呕吐、腹泻、心肺急症等而出现如下现象之一，就要考虑休克的可能。

1. 伤病员烦躁或意识不清，面色、皮肤苍白，湿冷。

2. 伤病员皮肤青紫色，用手指按压甲床不能立即恢复颜色(见图 4-2-6)。

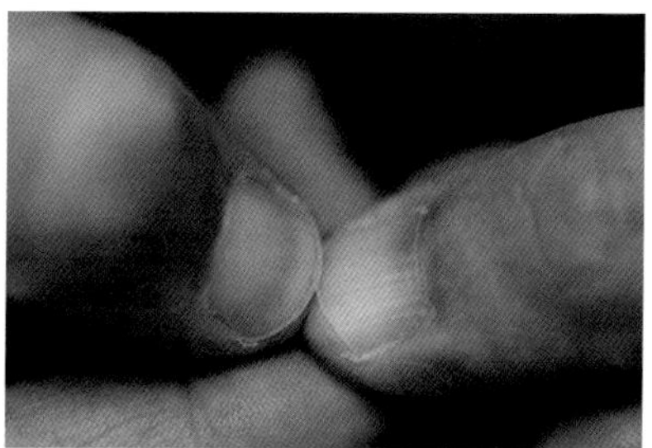

图 4-2-6

三、措施步骤

1 如有可能，立即处理导致休克的原因，如止血。

2 保持空气流通，解开伤病员颈部、胸部等比较紧的衣物，同时注意保暖。

3 采取休克救治体位，让伤病员平躺，抬高下肢，使下肢高于心脏位置(见图 4–2–7)。

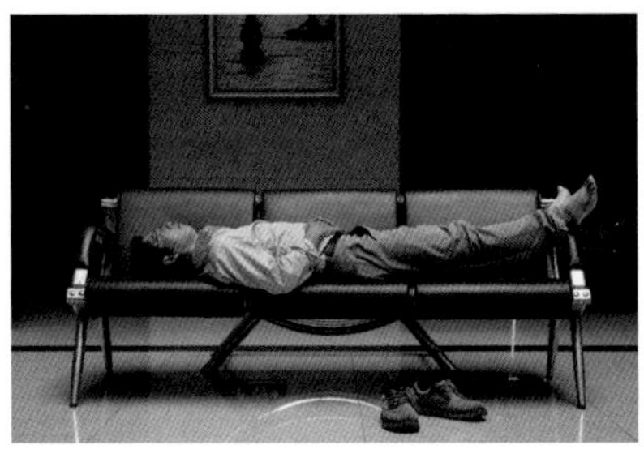

4 拨打“120”急救电话，尽快送医院。

图 4–2–7

5 如果伤病员失去知觉，则应使其保持侧卧位（见图 4–2–8），防止呕吐物阻塞气道。

6 如果伤病员出现心跳、呼吸停止，则应立即进行心肺复苏（见第十二章第六节“心肺复苏术”，第135页）。

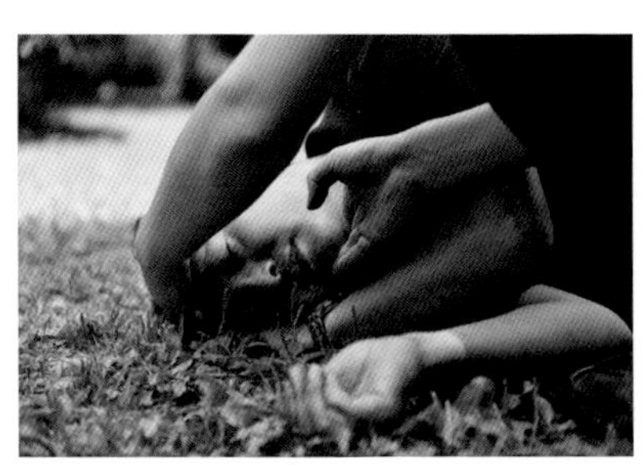

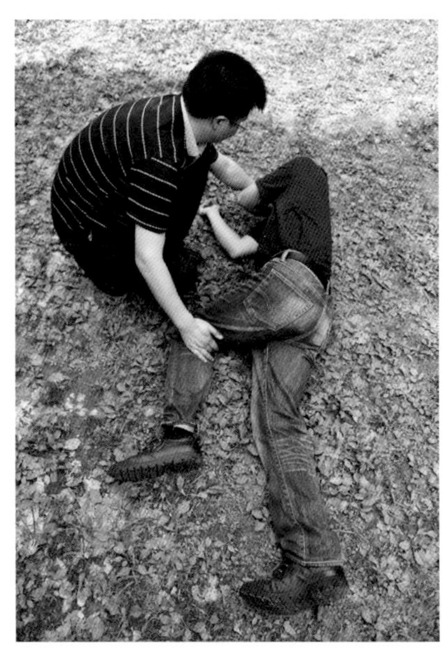

图 4–2–8

四、注意事项

1.注意保暖。

2.不可给神志不清者喂食任何食物，以防误吸。

第三节　骨、关节、肌肉损伤

◎闭合性骨折

骨折分闭合性骨折与开放性骨折。

闭合性骨折：皮肤未破损的骨折。

开放性骨折：皮肤破损，致骨、肌肉与处界相通。

一、你的目的

1. 伤处固定，防止损伤部位移动。

2. 尽快送医院，防止二次损伤。

二、识别评估

1. 伤病员的身体受到外力打击，如车祸、击打、摔倒、高处坠落等。

2. 检查受力部位或者身体疼痛部位。有以下骨折征象之一者，我们高度怀疑伤处有骨折：①有畸形（跟我们通常看到的不一样了）；②异常活动（不能像平时一样正常活动了）。

三、措施步骤

1 制动。告诉伤病员停止活动，用你的双手分别握住伤处（骨折处）上下两端未受伤部位，以便固定断处两端，防止移动。

2 固定伤肢。

（1）物品固定：不必脱去伤病员伤处的衣物，将固定物品（夹板、树肢、硬纸板等）放置于伤肢两侧，长度超过骨折处上下两个关节，用绷带或布条固定且松紧适度，使肢体形状完整（见图4-3-1）。

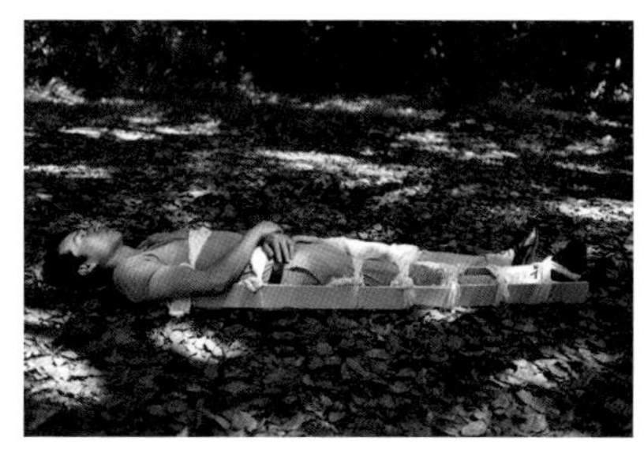

图 4-3-1

（2）健肢固定：以伤肢对侧的健

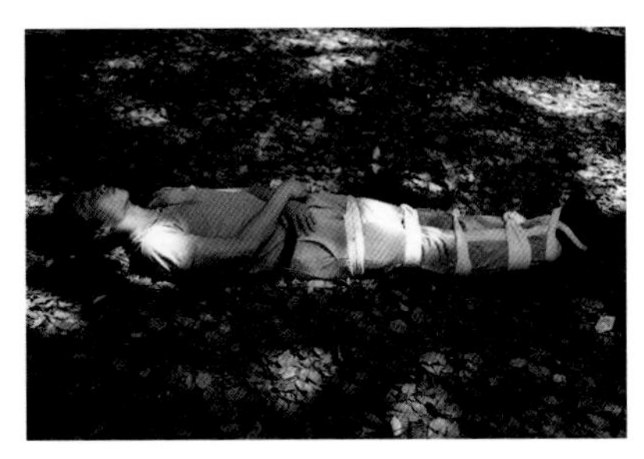

图 4-3-2

肢作为固定物(当伤肢为上肢时，则将伤肢固定于胸壁；当伤肢为下肢时，则将伤肢与健肢固定)，将伤肢固定，在两个肢体间放置软物，如毛巾、毛毯等(见图4-3-2)。

(3)骨折特殊情况的处理：如果闭合性骨折形成了角度，原则上不牵拉，只有出现远心端脉搏微弱、皮肤苍白等缺血明显情况，则应在现场将断端的远心端牵拉到正常长骨方向后固定，再转送医院。牵拉时，用一只手扶住断端的近心端(即断端接近心脏的肢体)，用另一只手托住断端的远心端，在同一个平面上用轻微向外牵拉的力沿骨骼轴心拉直,将远心端长轴与近心端长轴放置到一条轴线上。

3 拨打“120”急救电话。

4 对各个部位骨折的处理详见第十二章第四节“固定技术”(第124页)和第五节“搬运技术”(第130页)。

四、注意事项

1.先救命后治伤，如果伤病员有失去知觉(昏迷)、大出血或呼吸道梗阻等情况，则应当先处理昏迷、大出血、呼吸道梗阻(详见各章节)，再处理骨折。

2.在对损伤处没有采取保护性措施前，原则上不移动伤病员，除非现场环境存在危及生命的情况。

3.在没有确定到医院是否需要实施手术麻醉前，不要让伤病员进食或饮水，便于尽快做好手术准备，降低麻醉风险。

4.如果骨折处出现疼痛加剧、肿胀明显、皮肤苍白、远心端脉搏消失等情况，则应当松开该处衣物，并迅速将伤病员送医院。

5.固定带的打结要避开伤处或伤肢。

6.对可疑的骨折也要当骨折处理，给予夹板固定。

◎肢体开放性骨折

一、你的目标

1. 固定伤处，防止移动损伤部位。

2. 尽快送医院。

二、识别评估

1. 肢体开放性骨折的特殊表现是骨头破出皮肤表面，或者曾经破出过又回到肢体中（见图4-3-3）。

2. 有骨折征象，有骨折的原因（见第35页）。

三、措施步骤

1 制动。嘱伤病员不要移动患肢，保持冷静。

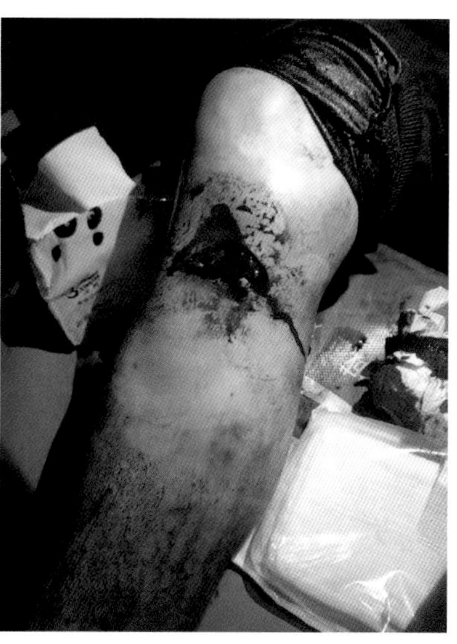

图 4-3-3

2 暴露伤情。用剪刀剪开骨折处衣物，暴露伤口，用干净布料覆盖伤口（见图4-3-4）。

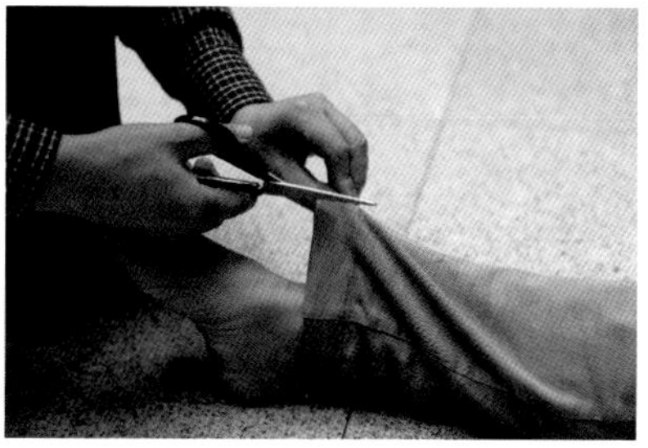

图 4-3-4

3 当用干净布料压迫出血部位无法制止出血时，可以采取按压止血或者止血带止血的方法（见第112页）。

4 止血包扎完成后，处理同闭合性骨折（见第35页）。

四、注意事项

1.避免将裸露的断端复位到皮肤内。

2.禁止伤病员饮水进食，以便更快地进行手术前准备。

◎关节脱位

一、你的目的

1．伤处制动，减轻疼痛。

2．尽快送医院。

二、识别评估

1. 伤病员的身体关节受到外力或关节过度动作后，不能恢复到原来的关节位置（见图4-3-5）。

2. 伤病员表示疼痛剧烈，关节功能丧失，不能活动。

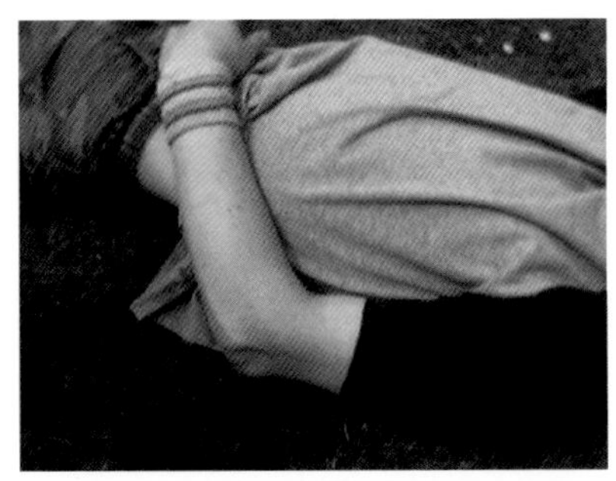

图 4-3-5

三、措施步骤

1 嘱伤病员不要移动患肢。

2 将畸形关节用适当的衬垫和夹板固定在原来的位置，以伤病员感觉疼痛不加重为宜（见图4-3-6）。

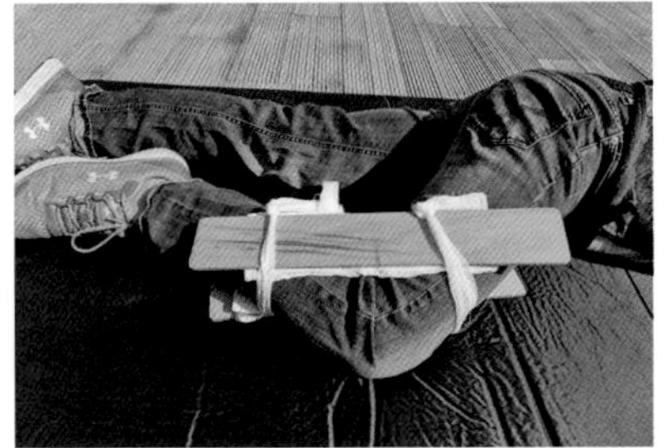

图 4-3-6

3 迅速送医院。

4 必要时拨打“120”。

四、注意事项

1.关节脱位后，禁止现场尝试复位，因为关节脱位有时伴随有骨折，若盲目复位，易致骨折移位、神经血管受损。

2.禁止在24小时内给予热敷、红花油等活血类中药外敷等措施。

3.关节脱位对关节附近神经血管的损伤较大，可能造成严重的功能障碍，因此应尽快将伤病员送医院。

◎扭伤、拉伤

一、你的目的

1. 减轻疼痛。
2. 固定送医院。

二、识别评估

1. 有运动情况。

2. 疼痛，活动受阻，肿胀(见图 4–3–7)。

3. 没有骨折的征象。

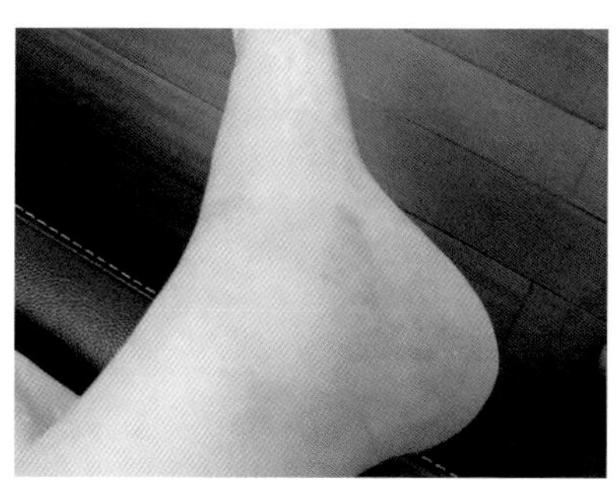

图 4–3–7

三、措施步骤

1 休息(R) : 嘱伤病员不要活动患肢，保持冷静。

2 冷敷（I）：用低温毛巾、冰袋等给予局部降温处理（见图4-3-8）。

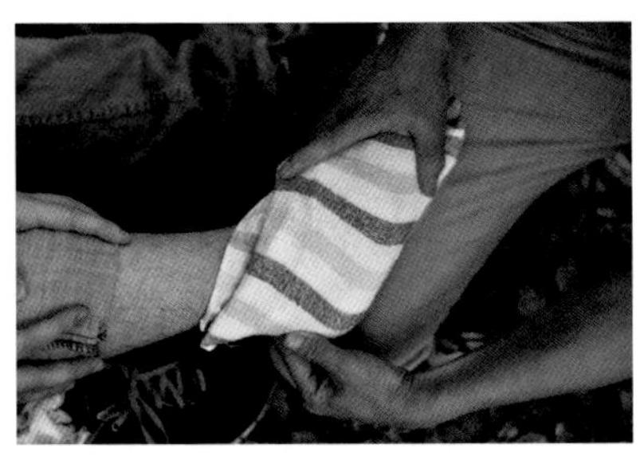

图 4-3-8

3 固定（C）：用适当的衬垫和夹板将患肢固定在原来的位置，以伤病员感觉疼痛不加重为宜。

4 抬高（E）：抬高受伤部位。

5 送医：迅速送医院，明确诊断。

四、注意事项

1.禁止在24小时内给予按摩、热敷及红花油等活血类中药外敷等措施，避免组织水肿加重。

2.在无法识别是否存在骨折征象的前提下，应当按骨折处置（见第35页）。

3.在用冰块冷敷时，要用毛巾或布衬垫，不能让冰块与皮肤直接接触，以防冻伤。

◎挤压伤

一、你的目的

1. 解除挤压情况。
2. 尽快送医院。

二、识别评估

1. 有明确的肢体被挤压因素（如小儿手指被电梯挤压，成年人手掌被擀面机挤压，身体或肢体被卡在车厢中或被压在重物下）。

2. 伤处疼痛，可以导致肢体变形、肿胀、瘀血，甚至出现少尿、呼吸困难，严重者有心跳、呼吸停止等危险。

三、措施步骤

1 观察周围环境是否安全，如果现场随时可能出现塌方等危险，则禁止进入。

2 嘱伤病员不要移动患肢，保持冷静。

3 如被挤压部位的皮肤无瘀血、变黑，且挤压时间较短，可以第一时间尝试去除挤压因素。

4 立即呼叫“120”“119”。

5 如挤压时间过长（如地震塌方现场，被压在废墟下几日者），患肢出现变黑坏死样，伤病员出现呼吸困难、尿少、意识不清等情况，则需要在伤肢近心端用止血带结扎后，方能解除挤压因素。

6 在解除挤压因素后，按骨折进行固定并送医院。

四、注意事项

1.禁止现场给予热敷、按摩等措施，避免组织水肿加重。

2.若肢体长时间受挤压（尤其肌肉较多的下肢），则即使表面无伤口，也应该到医院检查，不及时就医会有更严重的并发症，如肢体坏死导致截肢。

3.到医院后，必须告诉接诊医生伤病员的肢体受过挤压伤及受挤压的时间。

4.如果受挤压处出现疼痛加剧、肿胀明显、皮肤苍白、远心端脉搏消失等情况，则应当松开该处衣物，并迅速送医院，第一时间告知接诊医生伤病员的情况。

5.对于长时间被挤压的伤病员，在解救出来后，应当随时观察其呼吸、心搏情况，做好心肺复苏的准备。

6.老年人发生脑卒中后，如有肢体长时间受身体压迫，则应及时告诉接诊医生。

第四节　各部位损伤

◎头部外伤

一、你的目的

1. 控制出血。
2. 保护伤口。

二、识别评估

1. 伤病员的头部有受到外力作用的情况（如刀砍伤，头部撞到地面等）。

2. 头面有出血、疼痛，用手触摸疼痛部位，手上有血迹或者仅有包块(见第44页“头皮血肿”)。

3. 如伤病员失去知觉或者反应差，不能正确回答问题或回答不切题，呼吸困难，或者头痛剧烈出现呕吐等，那么我们要考虑伤病员可能有严重颅脑损伤(见第45页“严重颅脑损伤”)。

4. 如果口、鼻、耳内有脑组织、脑有液或血液流出，那么应考虑有颅底骨折的可能（见第46页“颅底骨折”）。

三、措施步骤

1 用干净的纱布垫或者毛巾等覆盖伤口，紧压伤口止血，局部加压包扎（见第十二章第一节中“加压包扎止血法”，第112页），降低发生休克的风险。如果按压伤口仍不能止血，则应采取指压动脉止血法止血（见第109页）。

2 用绷带或三角巾绕头包扎伤口，确保纱布垫固定在伤口位置时有一定的压力（见第十二章第三节中“头部包扎”，第117页）。

3 若为头皮血肿、颅底骨折、头皮撕脱伤，操作措施分别见第44、46和47页。

4 应尽快送医院治疗。

四、注意事项

1.对于钝器击打造成的头皮裂伤，如怀疑有颅骨骨折，则不宜采用加压包扎的方法，可用毛巾、布条做成一个大于伤口的圆环，放在伤口周围，然后包扎，以免骨折碎片因受压陷入脑组织而引起更大的损伤。

2.在任何时间，如果伤病员失去知觉，则应立即开放气道，检查呼吸。

3.对于头部有异物刺入者，不要试图将异物取出，应予以妥善固定，并加以包扎后再转运。

◎头皮血肿

一、你的目的

防止血肿进一步增大。

二、识别评估

头皮血肿多因较轻微的钝器打击或碰撞，伤及头皮所致，局部可摸到血肿或硬块。

三、措施步骤

1 应尽早给予冷敷（见图 4-4-1）。

2 局部重压包扎，防止肿块扩大。

3 对于较大的头皮血肿，应去医院检查治疗。

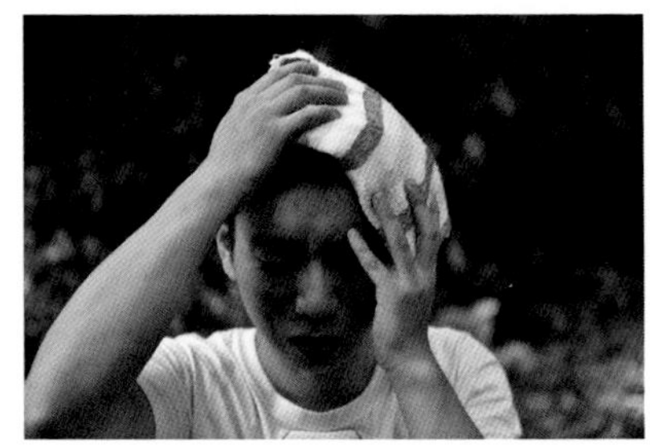

图 4-4-1

四、注意事项

1.切忌用跌打药酒对局部进行外搽和按揉推拿。

2.若已形成发红的、触之软而且有水波感的包块（即血肿），达24小时以后，可用热敷以促进吸收。

3.大血肿不易吸收者，禁止自行用针随便穿刺放血，应由医师进行处理。

◎严重颅脑损伤

一、你的目的

1. 防止窒息。

2. 及时送医院。

二、识别评估

1. 各种暴力作用于伤病员头部，伤病员出现反应差或没反应，无法正确回答或回答问题不切题。

2. 伤病员有气急、呼吸困难等情况，有时伴有头痛、呕吐。若有其中任何一种情况，我们都要考虑伤病员可能有严重颅脑损伤。

3. 若口、鼻、耳内有脑组织、脑脊液或血液流出，要考虑是否有颅底骨折。

三、措施步骤

1 要保持呼吸道的通畅，以免发生窒息。

2 立即用手指裹上手绢、毛巾来抠除口腔内的黏液、呕吐物、血块，摘掉义齿（见图4–4–2）。

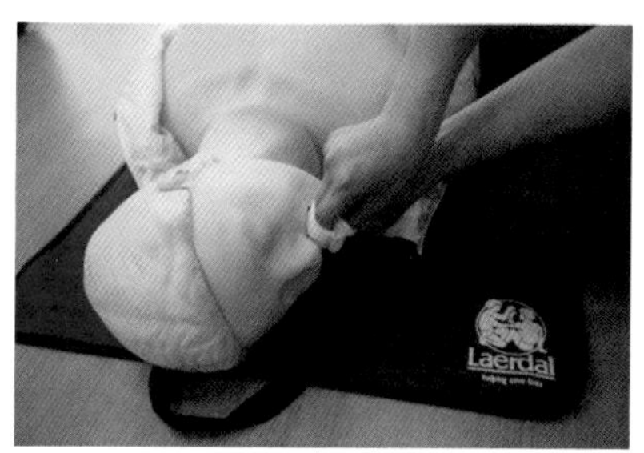

图 4–4–2

3 解开伤病员的衣领、腰带等束缚。

4 帮助伤病员平躺，避免随意搬动其头颈部，立刻拨打“120”急救电话。在等待救援期间，观察伤病员的反应程度、呼吸和脉搏。

四、注意事项

1.如伤病员出现颈部疼痛或神志不清，则应按颈椎损伤处理，严禁随意搬动。

2.当口、鼻、耳朵内有液体或者血液流出时，不能用手绢、棉球去堵塞流出的液体或血液，可用干净的手绢、毛巾清除口鼻处流出液，其余位置的流出液可任其流出。按颅底骨折处理(见第46页“颅底骨折”)。

◎颅底骨折

一、你的目的

1. 防止窒息。

2. 及时送医院。

二、识别评估

1. 头部受到外力作用。

2. 伤病员眼眶周围出现瘀血，看似“熊猫眼征”；或者耳后软组织有瘀血；或者有时外耳道、鼻孔有清亮液体或血性液体流出。

3. 出现意识障碍(失去知觉)等情况。

三、措施步骤

1 使伤病员保持安静，取头高位或半坐位，避免用力咳嗽。

2 用干净的手绢、毛巾清除其口鼻分泌物和流出液，摘除义齿。

3 对昏迷的伤病员要保持其呼吸道通畅，及时开放气道，防止窒息(见第三章第一节中“打开气道的方法”，第11页)。

4 立刻拨打“120”急救电话。在等待救援期间，观察并记录伤病员反应程度、呼吸和脉搏。

四、注意事项

1.不能用手绢、棉球去堵塞从外耳道和鼻孔流出的脑脊液或血液。

2.不能用任何液体向内冲洗或滴注任何药品，以免细菌进入颅腔引起严重的颅内感染。

3.如伤病员意识清醒并无其他损伤，则可不经任何处理直接送往医院做进一步的检查治疗。

◎头皮撕脱伤

一、你的目的

1. 控制出血。
2. 防止休克。

二、识别评估

头皮撕脱伤多因长发卷入转动的机器中，使大块头皮被撕脱所致。我们可以看到伤病员有大量的出血，或头皮肿胀，触摸发软，呈“馒头状”，且疼痛剧烈，严重者可发生昏迷(失去知觉)。

三、措施步骤

1 救助者应迅速用指压法压住伤病员耳前的颞浅动脉和周围的出血血管止血(见图4-4-3)。

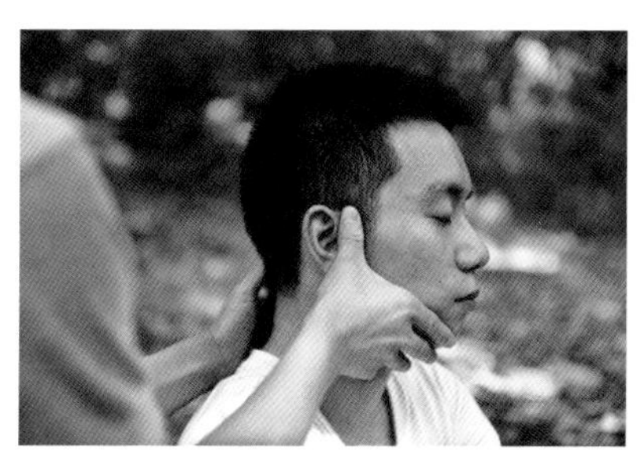

图 4-4-3

2 用清洁的敷料覆盖创面，并应加压包扎。

3 用干净的布巾将撕脱的头皮也包好，与伤病员一同送往医院，以便缝合对接。

四、注意事项

1.由于头皮撕脱伤出血多，常引起伤病员紧张，使之血压升高，出血加重，所以应注意适当解释安抚，稳定伤病员情绪。

2.争取使伤病员在12小时内得到救治。

◎开放性气胸

一、你的目的

1. 封闭创口。
2. 快速送医院。

二、识别评估

1. 有外力受伤的情况。

2. 受伤后很快出现严重呼吸困难。

3. 检查时可见胸壁有明显创口通入胸腔，并可听到空气随呼吸进出的“嘶—嘶”声音 。

三、措施步骤

1 尽快封闭胸壁创口，可用多层清洁布块或厚纱布垫（或不透气塑料布）在伤病员深呼气末敷盖创口并包扎固定。

2 若一时无法找到封闭创口的材料，则可用手掌按压创口以达到密闭创口的作用。

3 如伤病员咯出鲜血或血块，要立即去除。

四、注意事项

1.要求封闭用的敷料够厚，以避免漏气，但不能往创口内填塞，以免敷料滑入胸腔内部。

2.敷料范围应超过创缘5厘米，包扎固定牢靠。

3.在伤病员转送途中，要密切注意敷料有无松动及滑脱，不能随便更换，并要时刻警惕张力性气胸的发生。

◎肋骨骨折

一、你的目的

固定胸壁，及时送医院。

二、识别评估

1. 暴力作用于胸部，伤病员出现局部疼痛，疼痛随咳嗽、深呼吸、体位变动而加剧。我们用手挤压胸廓，局部胸壁也会产生明显压痛。有时，我们可以听到骨折处有“咯吱咯吱”的摩擦音。这是肋骨骨折的特征之一。

2. 如果肋骨断端将胸膜和肺组织刺破了，空气就会进入胸膜腔内，产生气胸。

3. 大的暴力还会使多根肋骨出现多处多端骨折，胸廓会出现明显畸形。局部胸壁因失去肋骨的支撑而软化，吸气时，胸腔内压增加，软化区胸壁内陷；呼气时则相反，软化区向外膨出。如果这种现象持续存在，会导致患者出现呼吸衰竭，甚至生命有危险。

4. 肋骨骨折也有闭合型和开放型。闭合型肋骨骨折：肋骨骨折，胸壁没有开放的创口。开放型肋骨骨折：肋骨骨折贯穿胸壁，骨折处可见明显的创口，听到胸腔吸进空气的声音，流出来的血可能带气泡。

5. 严重者可出现胸腔出血、休克。

三、措施步骤

1 闭合型的单处肋骨骨折多能自行愈合，不需要特殊治疗，在现场急救时，可用三角巾或布带将伤侧胸壁的肢体悬吊在胸前，用同侧肢体保护受伤胸壁(见图 4–4–4)。

2 对于开放型肋骨骨折，早期可立刻让伤病员用手掌或大于伤口边缘5厘米的不透气塑料布或加厚不透气清洁布封住创口(见图 4–4–5)。如伤病员有严重呼吸困难，可用粘性胶布将不透气的柔软敷料固定，封住上、左、右三边，留空向下的一边，以利于排气(见图 4–4–6)。随即用毛巾或衣服做成的软垫放在伤侧胸部与手臂之间，用布带承托手臂，悬吊在胸前(见图 4–4–7)。手臂应压紧棉垫。然后让伤病员取半卧位，用适当的物料支撑背部，使身体伤侧朝下。

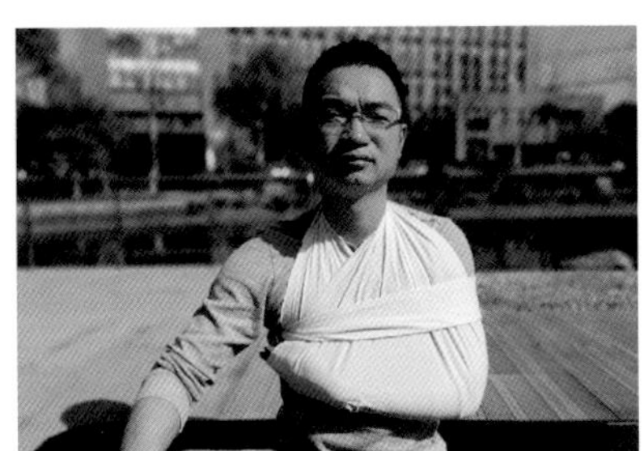

图 4–4–4

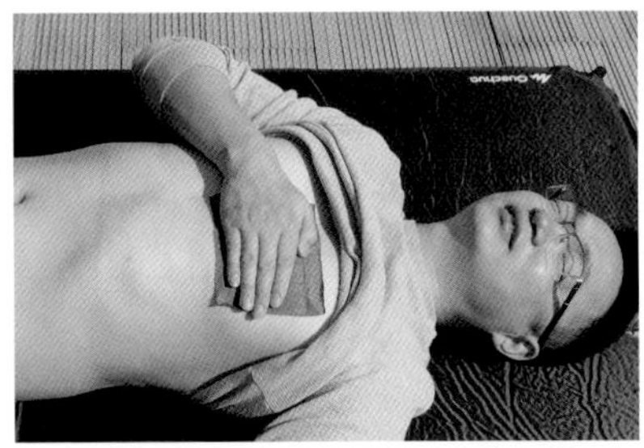

图 4–4–5

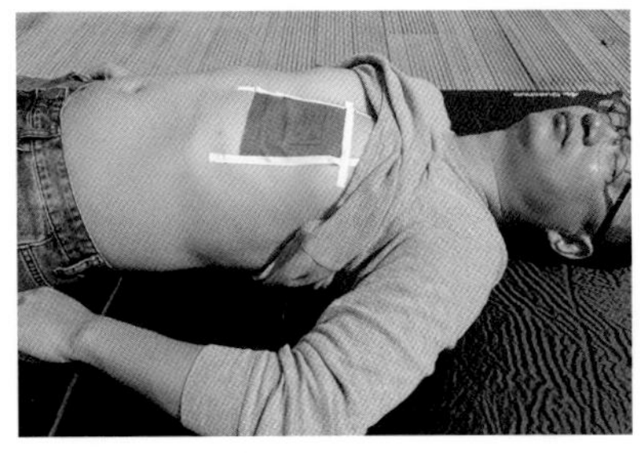

图 4–4–6

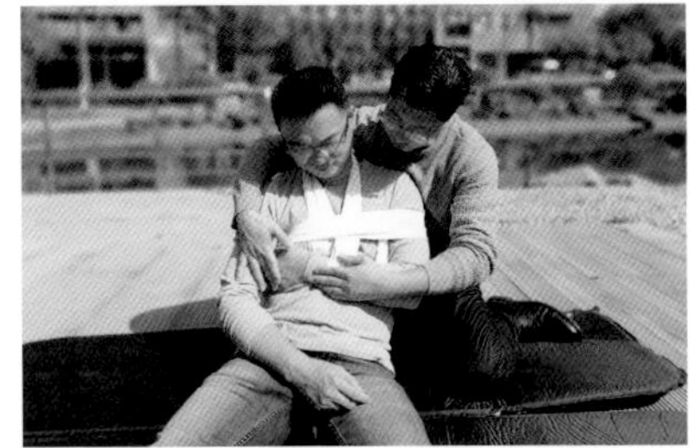

图 4–4–7

3 多处多肋骨折导致的反常呼吸，可见胸壁软化、凹陷或外突，伤病员有严重呼吸困难。应选较大的软垫于受伤部位用三角巾或布带承托伤侧手臂，再用宽带将伤侧手臂固定在胸前，制止胸壁的不正常活动。然后让伤病员取半坐位，用适当的物料支持背部，使伤侧朝下。

四、注意事项

1.对于单处肋骨骨折者，送院时应让伤病员保持坐位，另外不要轻易给伤病员服用止痛药，以免掩盖伤情。

2.对于开放型肋骨骨折或多处多肋骨骨折者，要迅速拨打“120”急救电话，用救护车将伤病员送往医院。

◎腹部创伤

一、你的目的

1. 保护脏器。
2. 及时送医院。

二、识别评估

1. 腹部创伤者常有恶心、呕吐和吐血的情况。

2. 如伤病员出现腹部膨胀、恶心、呕吐、疼痛、大小便带血，则应考虑内脏出血的可能性。

3. 暴露腹部，若能看到脱出的内脏，则称之为腹部开放性创伤。如果腹部没有出血，但疼痛明显，用手触压腹部有明显疼痛，感觉腹壁肌肉紧张（像木板样），则提示腹腔内脏破裂，伤病员往往同时伴有休克。

三、措施步骤

1 保持伤病员气道通畅，使呼吸正常。

2 一般不要将脱出腹腔的脏器送回腹腔，而用无菌或干净白布、手巾覆盖（以免加重感染），或用饭碗、盆扣住外露的脏器，如腹壁伤口过大则再进行保护性包扎。

3 拨打“120”急救电话，速送医院救治。有条件时给氧、输血、输液。

四、注意事项

1.救治时，伤病员取仰卧位，屈曲下肢。

2.一般不可将脱出的内脏轻易回纳，以免污染腹腔。

◎骨盆骨折

一、你的目的

稳定骨盆，减少出血，及时送医院。

二、识别评估

1. 伤病员有外伤的病史。外伤多发于交通事故或者各类创伤性事故。

2. 伤病员多数站立不稳，或者在轻压髂嵴、髋关节、耻骨时出现疼痛。

3. 如果有严重内出血，患者可能失去知觉（骨盆骨折常易引发严重内出血）。

三、措施步骤

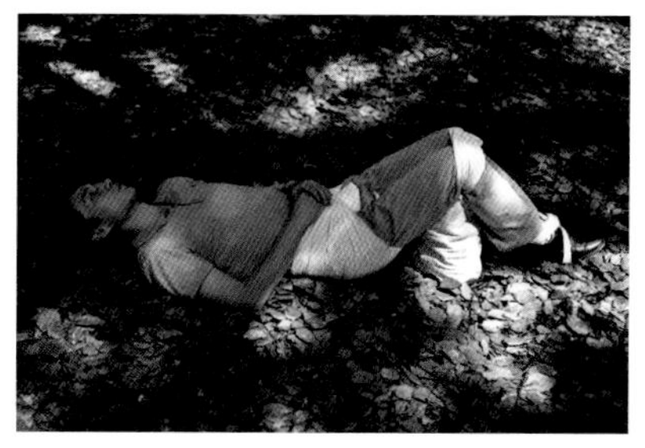

图 4-4-8

1 对于骨盆骨折的伤病员，首先要环形固定骨盆，以减少内出血。通常可以用床单等当兜包裹固定骨盆（见图4-4-8）。

2 搬运时用三人平托法。方法如下：伤病员平躺，第一个人的双手分别放在伤病员的头颈部和腰部，第二个人的双手分别放在伤病员的臀部上方和下方，第三个人的双手分别放在伤病员的膝盖上方和踝关节处。然后由其中一人发号施令，三人同时用力将伤病员抬高到救护者的膝盖水平，接着再发号施令同时将伤病员抬高。伤病员的脊柱需在同一轴线上，不可以弯曲。然后同时移步或者将伤病员放置在硬板上。放置在硬板上时，要将伤病员的双膝屈起来，以减少腹部紧张，减轻伤病员疼痛。有条件时，可使用铲式担架搬运。

3 拨打“120”急救电话以获得急救援助，及时送医院。

四、注意事项

对骨盆骨折的伤病员，尽可能让其保持平卧位，不要试图翻转其身体，以免加重出血。

◎脊柱创伤

一、你的目的

1. 正确搬运，保护骨髓，脱离危险环境。
2. 及时送医院治疗。

二、识别评估

1. 伤病员有外伤史，如：从高处摔下，臀或四肢先着地；或重物从高处落下直接砸压在头或者肩部；或暴力直接冲击在脊柱上；或正处于弯腰弓背时受到挤压力等。

2. 颈腰背部有压痛、肿胀或隆起畸形。

3. 伤病员若有脊髓损伤，可能出现肢体麻木、活动无力甚至不能活动。

只要出现以上任何一种情况，就应按脊柱伤对待。

三、措施步骤

1 保持呼吸道通畅。

2 脱离危险环境，如伤病员被瓦砾、土方所压，不要硬拉强拽暴露在外的肢体，以防加重损伤。应先去除重物，再规范搬抬。

3 将伤病员搬运至安全的环境。

4 应用正确的搬运方法（详见第十二章第五节中“脊髓骨折搬运”，第134页），使伤病员的双下肢伸直，双上肢也伸直放在身旁，平板放在伤病员的一侧（搬运脊柱损伤的伤病员必须用硬平板）。在急救现场，门板、黑板或工地的跳板都可作为搬运用平板。搬运时，至少要有四人同时将伤病员水平托起（见图4–4–9），

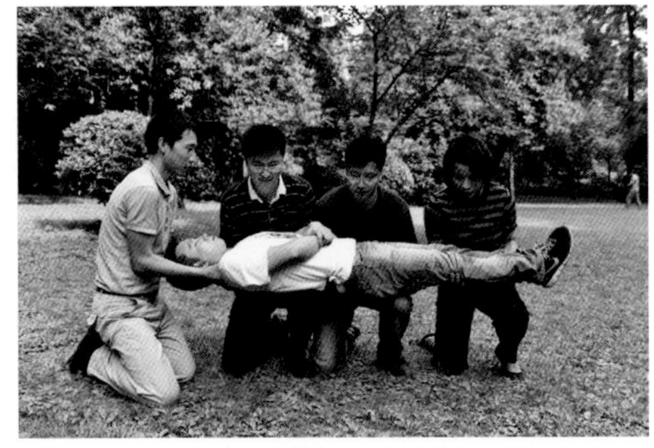

图 4–4–9

并轻轻放在平板上。整个过程动作要协调统一、轻柔稳妥，保证伤病员躯体平起平落，防止躯干扭转。然后，在伤病员的躯体两侧用沙袋固定，以防搬运途中因颠簸而导致肢体摆动，从而加重脊髓损伤。

5 对身体创口部分进行包扎和止血处理。

6 必要时拨打“120”急救电话，请求专业支持。

四、注意事项

1.不要随意搬运或扭曲其脊柱。严禁使用一人托抱式的搬运，或两个人一人抬肩背部、一人抬腿部的搬运方式。

2.对疑有颈椎损伤的伤病员，头部的左右两侧用软枕或衣服等固定以保护其颈椎。搬运时，要有专人扶住伤病员的头部，沿身体纵轴略加用力向头顶方向牵引，使其与躯干轴线一致，防止摆动和扭转。搬运中，严禁随意强行搬动伤病员的头部。

3.整个搬运过程要使伤病员始终处于一个平面和一个轴线上。

第五章　呼吸问题

第一节　呼吸系统基本构造与运行机制

呼吸系统：主要由口、鼻、咽喉、气管、支气管、肺（肺泡、毛细血管）等组成。

呼吸过程包括吸气、气体交换、呼气。肺与体外空气之间的压力差决定呼吸时气体是吸入还是呼出。当肺内压力比外界压力低时，空气被吸入肺内；当肺内压力比外界压力高时，气体被呼出。

正常成年人（青春期发育以后）静息状态下的呼吸频率为每分钟16～20次，儿童的呼吸频率约为每分钟20～30次。在运动剧烈、情绪紧张、疼痛刺激、疾病发热等特殊情况时，呼吸频率会变快或者变慢。

空气内含21%氧气，其余大部分气体为氮气。经过呼吸，肺内气体交换以后，呼出气体的氧含量下降到约17%，人一次呼吸约消耗掉4%的氧气。在实施口对口（鼻）人工呼吸时，伤病员的“吸气”是救助者的“呼气”，16%～17%氧含量的空气可以实现人工呼吸。

血液含氧量低及窒息：在整个呼吸过程中，吸气、气体交换、呼气是周而复始、循环反复的，中间不会有任何的停顿；而且，在正常情况下，我们对这整个过程不会有任何感觉，也不会觉得有任何不适。但是，只要呼吸过程中的任何环节受到干扰，人体就会呼吸不畅，甚至导致组织器官缺氧受损。

第二节　呼吸困难

一、你的目的

1. 缓解呼吸困难。
2. 尽快送医院。

二、识别评估

1. 伤病员自己感觉呼吸费力、空气不足。
2. 呼吸频率增加，大于24次/分；或者呼吸频率减小，小于10次/分。
3. 严重时，嘴唇发紫、发黑。
4. 严重者失去知觉。

三、措施步骤

1 停止活动，休息。

2 采取合适的体位，如坐位或半卧位。

3 开窗通风，有条件的可以吸氧。

4 寻找并去除呼吸困难的原因，如果有呕吐物或者异物堵塞气道，应及时清除(见本章第四节“异物梗塞”，第59页)。

5 呼吸停止时，给予人工呼吸。

6 当心跳、呼吸都停止时，要进行心肺复苏(见第十二章第六节“心肺复苏术”，第135页)。

四、注意事项

要注意观察气道内有无异物。

第三节　窒　息

一、你的目的

1. 寻找原因，解除窒息。
2. 尽快送医院。

二、识别评估

1. 有咳嗽，呼吸困难，说话困难。
2. 头晕，口唇发紫。
3. 严重时失去知觉。

三、措施步骤

1 鼓励伤病员咳嗽。

2 检查伤病员口腔，清理口腔内异物。

3 若不能缓解，则给予海姆立克手法处理（参见第59页）。

4 拨打“120”急救电话。

5 当心跳、呼吸停止时，应立即给予心肺复苏（见第十二章第六节“心肺复苏术”，第135页）。

四、注意事项

要时刻注意清理气道。

第四节 异物梗塞

一、你的目的

1. 排除异物。
2. 尽快送医院。

二、识别评估

1. 成年人通常在进食时发生气道异物梗阻，小儿通常在玩耍时将糖果、玩具、硬币等放在口中而发生气道异物梗阻。

2. 发生气道异物梗阻者突然出现咳嗽、喘气、不能说话、面色青紫等症状，严重者不能咳嗽。

3. 患者常常一手或双手呈“V”字形紧贴于喉部，有些患者甚至出现昏迷直至呼吸停止（见图5-4-1）。

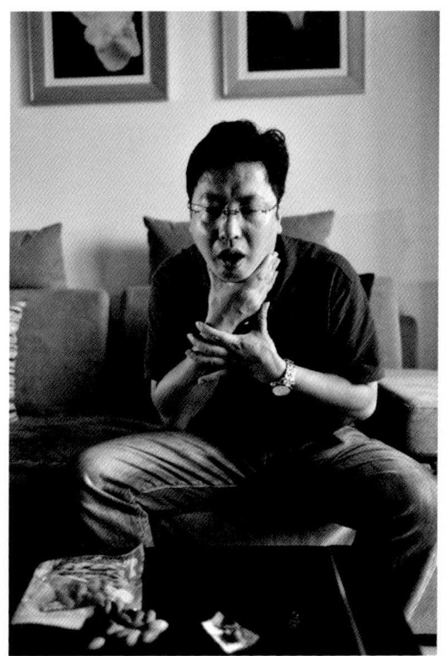

图 5-4-1

三、措施步骤

（一）对成年人和儿童的救治

对成年人和儿童的救治采取腹部冲击法（Heimlic 手法，海姆立克手法），具体操作步骤如下。

1 救治者站在伤病员身后，从背后抱住其腹部，双臂环抱其腰腹部，令伤病员头部前倾。

2 一只手握拳，拳心向内按压于伤病员的肚脐正上方约两横指处（见图5-4-2）。

3 另一只手成掌捂按在拳头之上（见图5-4-3）。

4 双手快速向内向上挤压腹部5次（见图5-4-4）。

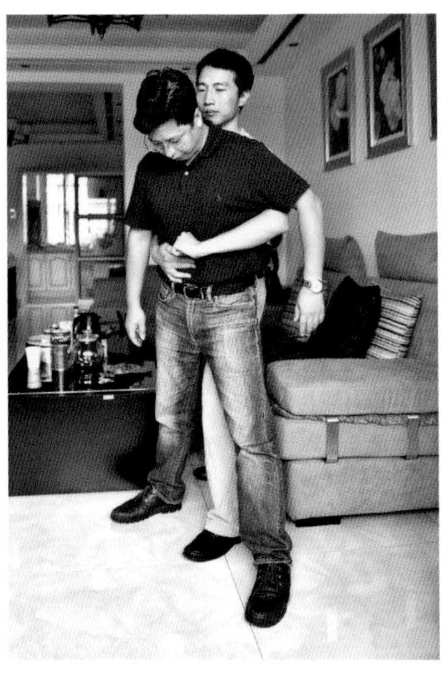

5-4-2

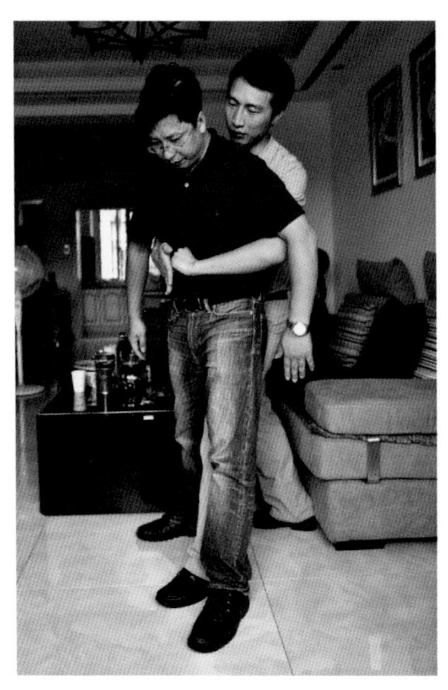

图5-4-3

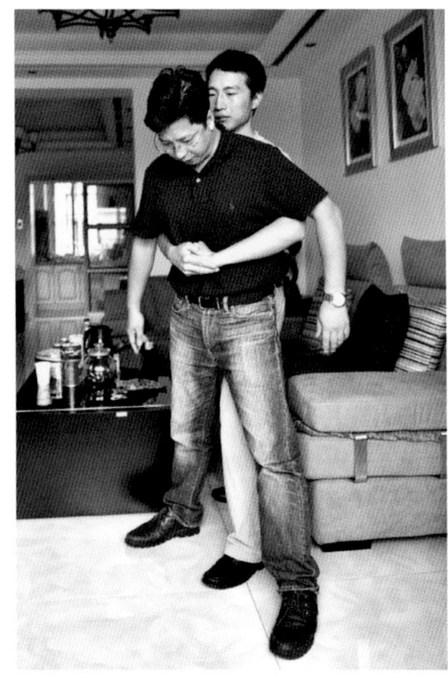

图5-4-4

5 反复实施，每组5次，直至异物排出或伤病员失去反应（见图5-4-5）。

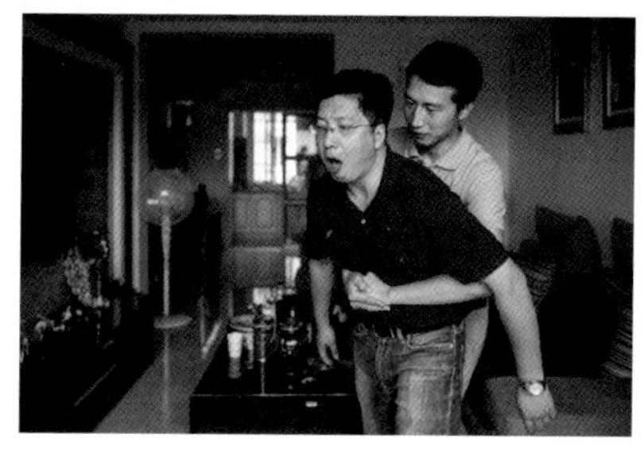

图5-4-5

6 若伤病员失去反应，应立即进行心肺复苏（见第十二章第六节“心肺复苏术”，第135页）。

（二）对婴儿的救治

1 让婴儿骑跨并俯卧于你的手臂上，头低于躯干，一只手握住其下颌，固定头部。然后将你的手臂放在你的大腿上（见图5-4-6）。

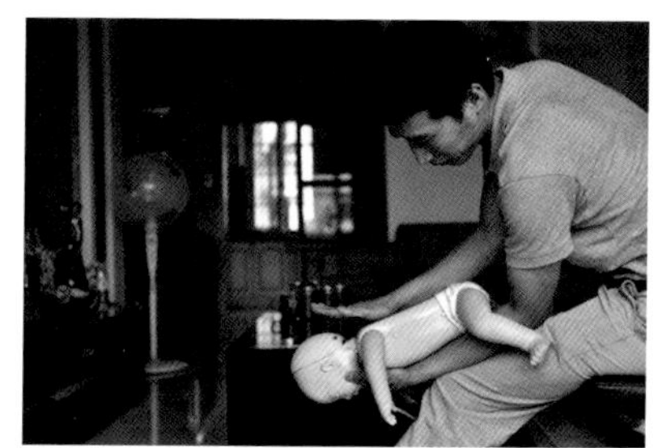

图5-4-6

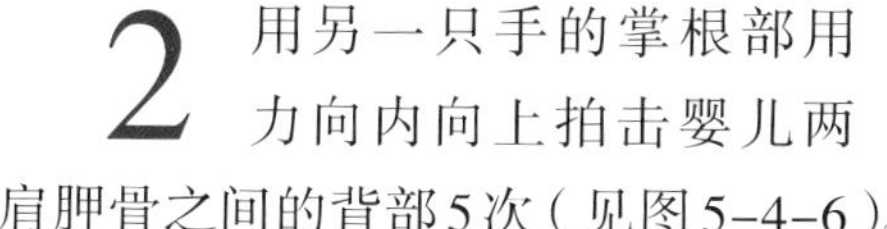

2 用另一只手的掌根部用力向内向上拍击婴儿两肩胛骨之间的背部5次（见图5-4-6）。

3 用双手及前臂固定婴儿（见图5-4-7），并小心翻转使其变为仰卧位（见图5-4-8）。

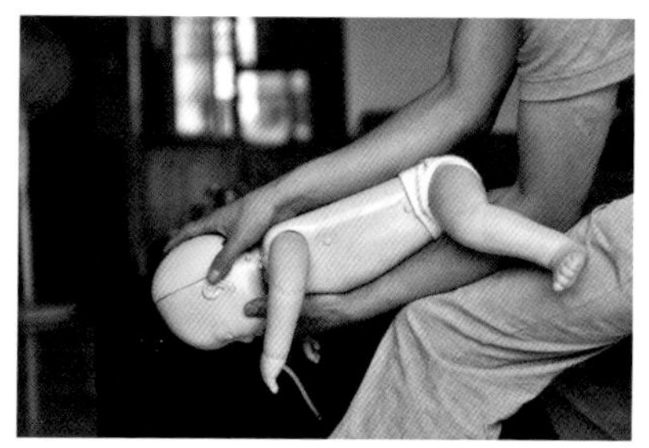

图5-4-7

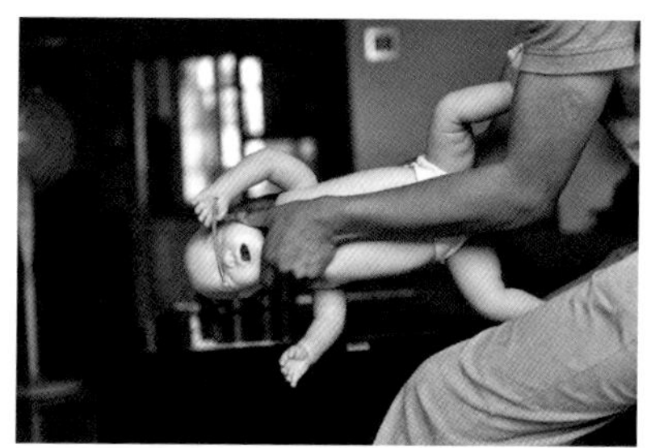

图5-4-8

4 让婴儿仰卧于救治者的前臂上，头略低于躯干。

5 另一只手两手指按压两乳头连线下方5次（见图5-4-9）。

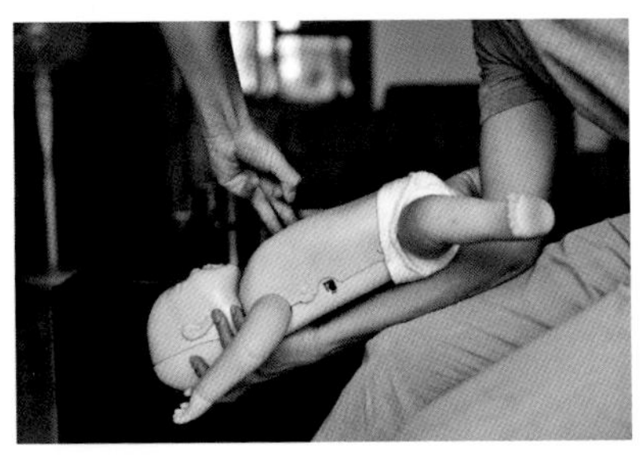
图 5-4-9

6 检查口腔，看是否有异物排出。若有异物，则用手指勾出。

7 以上方法交替连续使用，直到异物排出。

8 若婴儿失去反应，应立即进行心肺复苏（见“婴儿心肺复苏术”，第141页）。

四、注意事项

不要用手指伸进口腔咽喉去取的办法排除异物，这种方法不仅无效，反而使异物更深入呼吸道。

第五节　哮　喘

一、你的目的

1. 缓解气喘症状。
2. 尽快送医院。

二、识别评估

1. 呼吸困难，感觉喘不过气来。
2. 面部苍白或发紫，严重者可失去知觉出现昏迷。
3. 有哮喘病史。
4. 通常有激烈运动或吸入粉末等过敏物的诱发因素。

三、措施步骤

1 协助伤病员取坐位或半卧位休息；或让伤病员抱着枕头跪坐在床上，腰向前倾。此位置有利于呼吸。

2 有条件的可给予吸氧。

3 使用平喘喷雾剂（处方药，到医院配药时要向医生或护理人员学习使用方法）（见图5-5-1）。

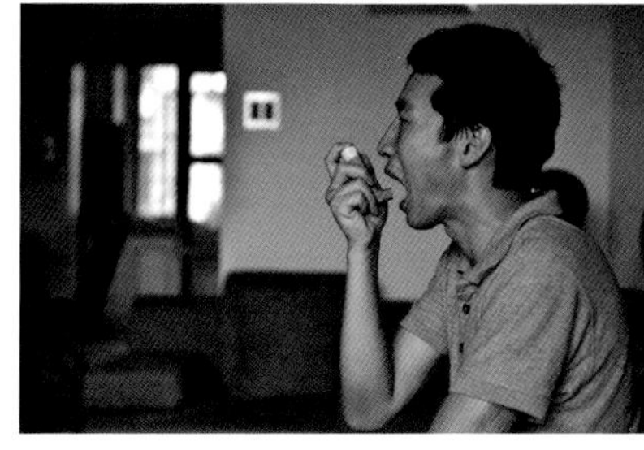

图 5-5-1

4 注意保暖，环境安静，鼓励伤病员配合治疗。

5 如果伤病员症状不能缓解，则立即拨打“120”急救电话。

6 如果心跳、呼吸停止，应立即进行心肺复苏（见第十二章第六节“心肺复苏术”，第135页）。

四、注意事项

1.尽量不要让伤病员平躺。
2.脱离可能引起过敏的环境。

第五章　呼吸问题

第六章　循环问题

第一节　循环系统基本构造与运行机制

心脏是血液循环的动力器官，它时刻不停地跳动着，在心脏推动下维持着全身的血液循环。血液通过血管，源源不断地在全身各个器官之间循环，将氧气和营养传送至全身，同时将身体内的废物排出。如果这个循环中的任何一环发生了故障，那么我们身体的某个器官就会因此而缺血、缺氧，受到损害，甚至有生命危险。

循环系统：主要由心脏、血管、血液组成。

心脏：大小如自己的拳头，一般位于胸部中央偏左。它由特殊的肌肉(心肌)组成，相当于水泵，起推动作用，推动着血液在全身的循环流动。心脏由四个腔室组成，分为左、右心房和左、右心室。心肌收缩，将左心房、左心室的含氧丰富的动脉血液送入机体的各个器官，通过交换，将血中的氧气和营养带给身体各个器官，然后静脉血再回到右心房、右心室，再到肺，在肺内通过呼吸，再将氧气带入血中，这些

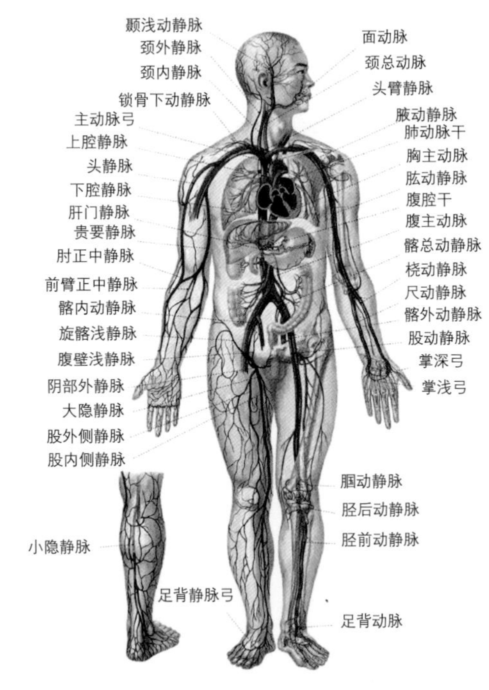

图 6–1–1

血就又变成了含氧丰富的动脉血液，再回到左心房、左心室，开始新的一次血液循环，这就是心跳一次的整个过程。心脏舒张时，血液就流入心脏；心脏收缩时，血液就被排出到血管。

血管：动脉、静脉、毛细血管。

血液：正常成年人体内约有5升血液（相当于10瓶500毫升的矿泉水）。55%的清澈黄色液体是血浆；45%是悬浮物，包括血液中的红细胞、白细胞和血小板。红细胞主要发挥运输氧气的功能，白细胞主要起杀灭驱除细菌病毒的作用，血小板主要起止血的作用。

血液循环：左心室主动脉和各级动脉分支→全身各器官（毛细血管）→小、中静脉→上、下腔静脉（大静脉）→右心房→右心室→肺动脉及肺内各级分支→肺泡周围的毛细血管网→肺内各级肺静脉分支→肺静脉→左心房→左心室。

第二节　心绞痛

一、你的目的

1. 停止活动。
2. 缓解疼痛。

二　识别评估

1. 心前区持续性绞痛感或压榨痛，也可为憋闷感。如一块大石头压在胸部，部分病员有濒死的恐惧感。

2. 病员突然安静，停止活动，并捂住胸部，脸上呈焦虑、痛苦状（见图6-2-1）。

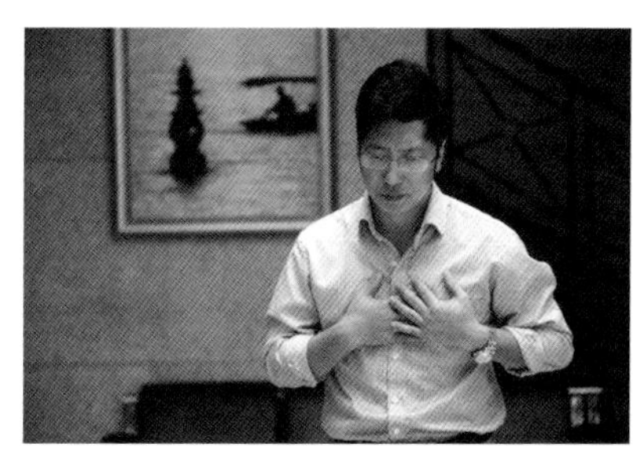

图6-2-1

3. 在休息或者含服药物如硝酸甘油、硝酸异山梨酯（消心痛）、速效救心丸15分钟内，疼痛缓解。

4. 常发生于中年以上人群。

三 措施步骤

1 立即停止活动，卧床休息。

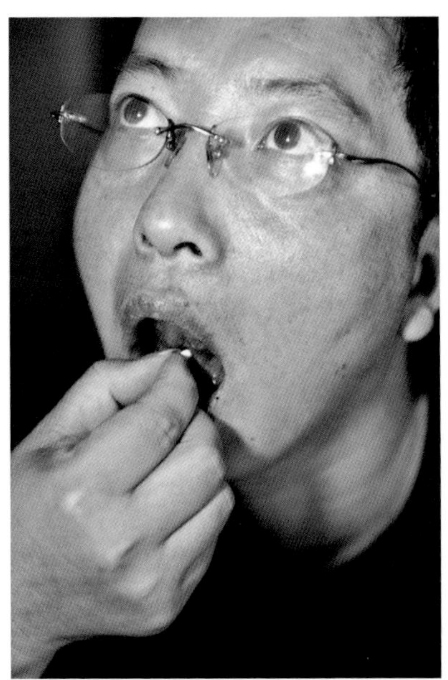
图 6-2-2

2 保持安静，尽量消除伤病员紧张情绪。

3 解开衣领，保持开窗通风，注意保暖。

4 舌下含服速效救心丸 10 ～ 15 粒或硝酸甘油 1 片（见图 6-2-2）。

5 如果休息或服药后无好转，立即拨打“120”急救电话。

四、注意事项

1.如果疼痛持续或者反复，要考虑心肌梗死（简称心梗）的可能性，应立即拨打“120”急救电话。

2.在医院确诊过有下壁心梗或右室心梗病史的病员慎用硝酸甘油，可以用速效救心丸。

第三节　急性心肌梗死

一、你的目的

1. 避免活动。

2. 尽快送往有救治能力的医院。

二、识别评估

1. 胸骨后或心前区疼痛或者闷痛，感觉像有石头压在胸部或有堵闷感，有时疼痛可以扩散至一侧肩膀、背部或手臂。

2. 极度不安，无法让自己保持安静，表现惊慌、恐惧，面色苍白，全身大汗。

3. 吸气时总觉空气不够用，表现为呼吸急促、困难。

三、措施步骤

1 让病员卧床休息，千万不可随意来回走动，可采取卧位或半卧位。

2 帮助病员舌下含服速效救心丸 10～15 粒或者硝酸甘油 1 片，同时可以将阿司匹林肠溶片（300毫克，3片）嚼碎后服用。

3 解开衣领，开窗通风，有条件的立即吸氧。

4 尽快拨打“120” 急救电话。

5 守护在病员身边，观察其呼吸和脉搏，如果出现呼叫没反应和没有呼吸的情况，需立即心肺复苏（见第十二章第六节“心肺复苏术”，第135页）。

四、注意事项

1.在评估救治时，尽量保持冷静，尽可能在120分钟内送到有救治能力的医院(胸痛中心)。

2.在病员身边要常备些心脏病急救药品(如速效救心丸、硝酸甘油、阿司匹林等)。

3.对有近期手术病史、消化道出血、溃疡等的病员，不要使用阿司匹林。

4.部分老年人或糖尿病病员病况表现不典型，仅表现为心前区不适、心慌、乏力，或表现为腹部不适、恶心、腹痛、腹泻，甚至仅表现为牙痛，不要错过最佳的抢救时机。

第四节　急性心力衰竭

一、你的目标

1. 帮助病员保持舒适体位，协助服用药物和吸氧。

2. 尽力安慰病员，保持平静，同时尽快安排送往医院。

二、识别评估

1. 病员呼吸困难，不能平卧，双手撑在床沿，被迫采取坐位拼命呼吸(见图6–4–1)。

2. 可听到从喉部发出明显的呼吸声音，伴有咳嗽，咳粉红色泡沫痰，为特征性表现。

3. 说话时非常费力，声音断断续续，甚至不能说出完整的句子。

4. 病员很快会出现面色苍白、大汗，伴恐慌不安，严重者会出现精神错乱。

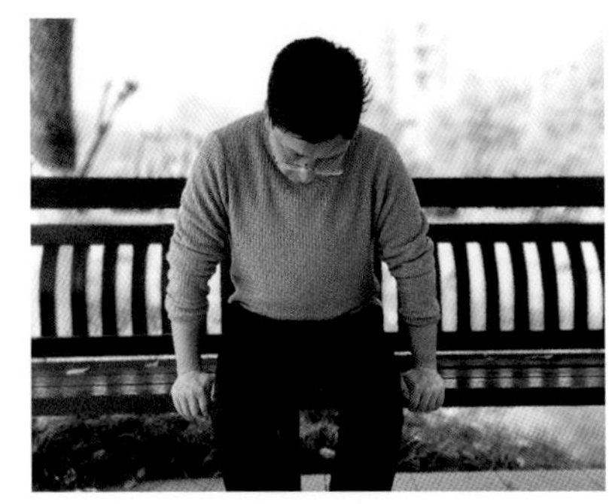

图6–4–1

三、措施步骤

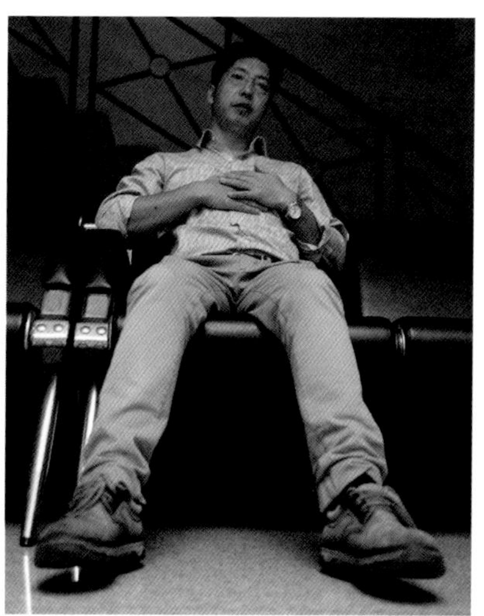

图 6-4-2

1 立即协助病员取坐位，并在背部垫上衬垫，尽可能让其感觉舒服。

2 保持双腿下垂状态（见图 6-4-2）。

3 安慰病员保持镇静，告诉他会尽快安排送到医院。

4 保持室内通风，同时给病员保暖。

5 有条件的可给予吸氧。

6 含服硝酸甘油 1 片，有呋塞米（速尿）的可以口服 1 片。

7 立即拨打“120”急救电话，简要讲述病情，同时陪在病员身边，密切观察其呼吸、脉搏。如果发现呼叫不应、看不到呼吸，则应立即进行心肺复苏（见第十二章第六节“心肺复苏术”，第 135 页）。

四、注意事项

1. 每 5 ～ 10 分钟含服 1 片硝酸甘油，总共最多用 3 次。
2. 当咳痰困难时，要拍背协助其咳出痰液。

第七章　神经系统问题

第一节　神经系统基本构造与运行机制

神经系统： 由中枢神经系统和周围神经系统组成。中枢神经系统包括大脑（见图 7–1–1）和脊髓（见图 7–1–2），而周围神经包括脑神经和脊神经。

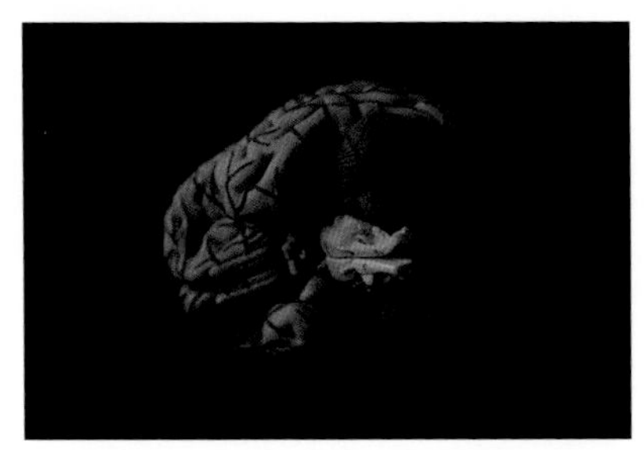

图 7–1–1

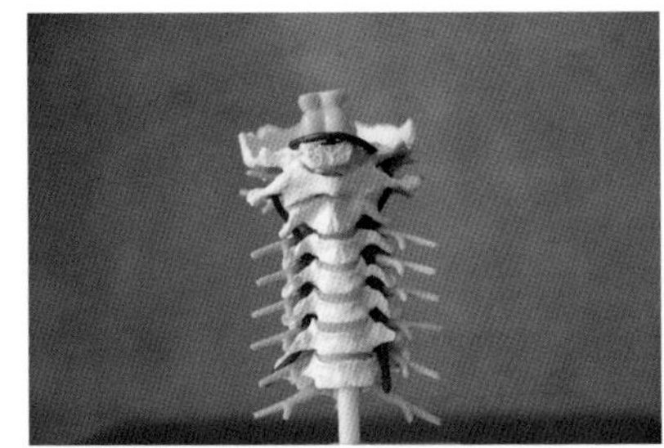

图 7–1–2

中枢神经系统： 由数十亿个相互联系的神经细胞构成，并被软脑膜和硬脑膜包裹。脑膜内有清澈的脑脊液在脑和脊髓内流动，起到减震、供氧、提供营养和带走废物的作用。

脊髓： 主要功能是传递大脑和周围神经之间的信息。就等同于将指挥部（大脑）的命令准确而迅速地下传，并将周围的信息快速上传到大脑。所以，如果脊髓出现了问题，那么大脑的指令就不能很好地下传，人体也就不能很准确地做出相应的动作，不能有效地感知。

周围神经系统： 主要由颅神经和脊神经组成。其中，颅神经一共有 12 对，从大脑内伸展出来；脊神经一共有 31 对，从脊髓分支出来，进入身体各个部位。其功能就是传递最高指挥部——大脑的各级命令，将其一级级地快速地传递到各个组织器官，完成人体的各种活动。

所以，神经系统是人体中最复杂、最神秘，却也是最重要的一个系统。无论神经系统的哪一个部分(大脑、脊髓、颅神经、脊神经等)受到损害，即使只是一个很小的创伤，都可能影响整个人体的活动。

第二节　脑卒中(中风)

一、你的目的

1. 保持呼吸畅通。
2. 尽快送医院。

二、识别评估

脑内的血管破裂或被堵塞，前者称脑出血，后者称脑梗死，两者统称为脑卒中，俗称中风。缺血出血的部位不同，病症表现也不尽相同，这主要由脑功能区决定。

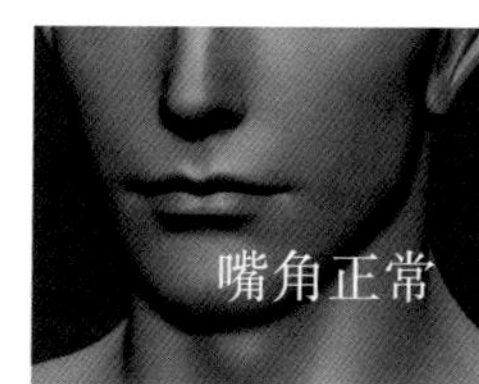

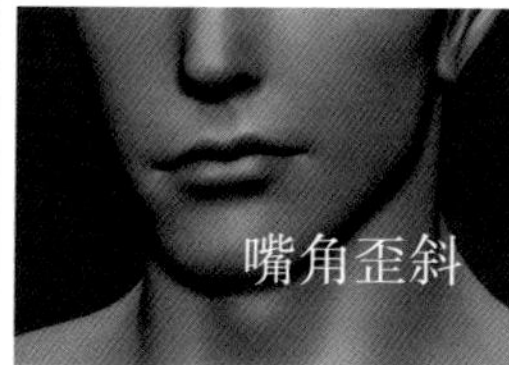

图 7-2-1

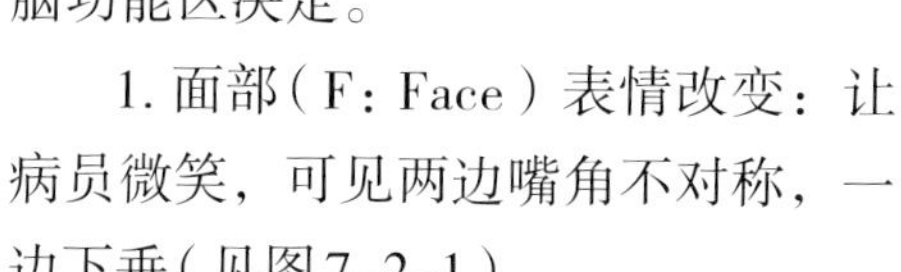

1. 面部(F：Face)表情改变：让病员微笑，可见两边嘴角不对称，一边下垂(见图7-2-1)。

2. 一侧肌力减退[肢体(A)：Arm]：当病员掌心朝上抬举上肢时，只能抬起一侧(见图 7-2-2)。如果病员神志不清，可以同时抬举病员双上肢，但可见下坠速度不一。

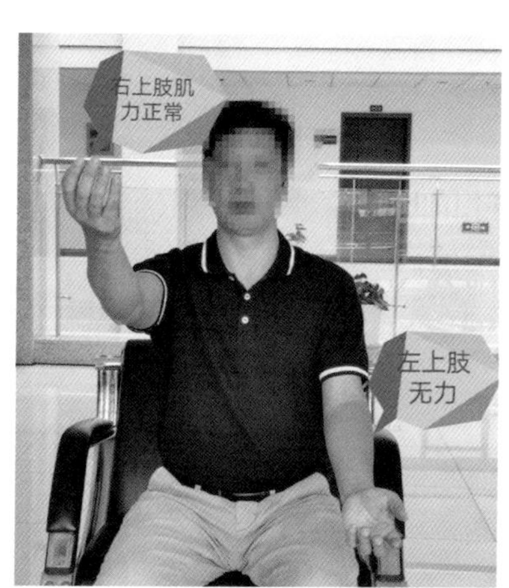

图 7-2-2

3. 言语(S：Speach)不清：让病员讲一句话，如“你是个好人”，你先讲一下，再让病员重复时，病员说话断断续续、吐字不清（大舌头）或不能发音（见图 7-2-3）。

4. 排除外力因素，突发剧烈头痛或伴有频繁呕吐。

当你发现病员出现以上任何一项时，病员发生脑卒中的概率约为72%。

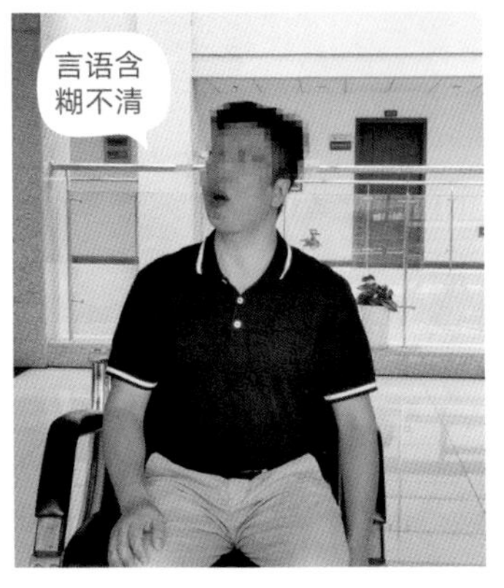

图 7-2-3

三步识别脑卒中　快速拨打“120”急救电话

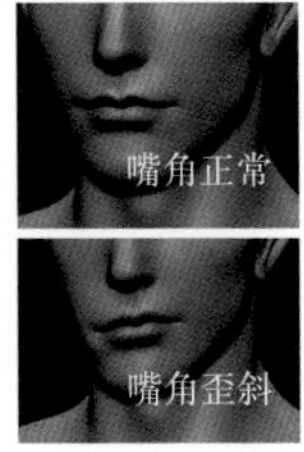

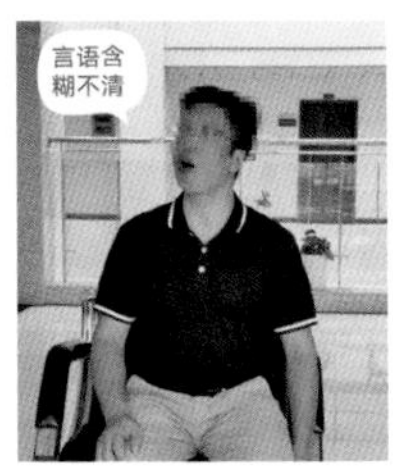

1 看 1 张脸	2 查 2 胳膊	0 聆听语言
不对称 / 嘴角歪斜	平行上举 / 单侧无力	吐词不清 / 发音困难

三、措施步骤

1 就地平卧，保持安静，避免搬动。

2 注意观察心跳或脉搏、呼吸，如果呼叫不应，没有心跳、呼吸，应立即予以心肺复苏（见第十二章第六节“心肺复苏术”第 135 页）。

3 保持气道通畅，如果有呕吐，则需将病员脸偏向一侧，让其吐出，并保持侧卧位（见图 7-2-4）。

4 注意保暖和室内空气流通。

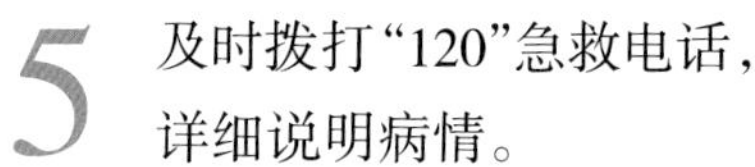

5 及时拨打“120”急救电话，详细说明病情。

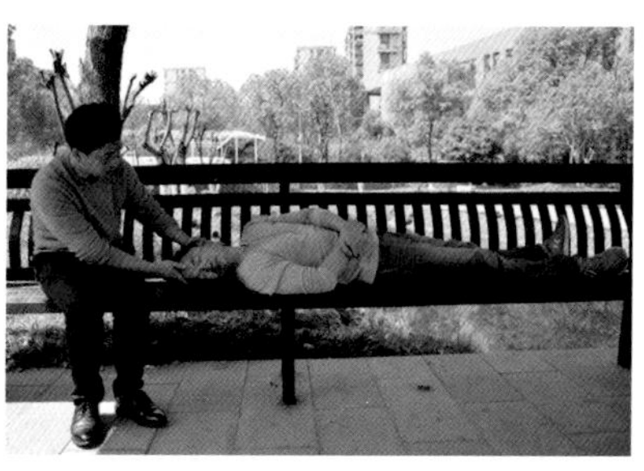

图 7-2-4

四、注意事项

1.不需要垫高枕头，防止气道不畅。

2.如果病员出现抽搐，则可按癫痫处理应对（见本页“癫痫发作”）。

3.高发人群有高龄、高血压、糖尿病、肥胖及房颤病员。高发人群平时生活要注意清淡饮食、避免情绪激动、避免劳累、避免清晨起床突然站立、避免在不通风浴室内长时间淋浴等。

4.尽可能在4小时内送到有救治能力的医院(卒中中心)。

5.并非所有卒中患者都会出现口角歪斜、肢体偏瘫、口齿不清。如果出现原因不明的头晕头痛、走路不稳、情绪或性格突发异常，应尽快送医院神经内科就诊。

第三节　癫痫发作

一、你的目的

1. 防止发作时发生意外伤害。
2. 减少抽搐发作时间。
3. 看护病员，促进其清醒。

二、识别评估

1. 突然发生四肢抽搐，或伴有牙关紧闭、眼球上翻、口吐白沫(嘴唇舌尖咬破时可见血性液体从嘴中流出）等。

2. 发作期间呼叫不应，失去知觉，没有反应。

3. 严重者大小便失禁。

4. 停止抽搐后，病员处于睡眠状态；醒来后，病员短时间内无记忆且仍处于朦胧状态。

三、措施步骤

1 顺势将病员置于平地，防止其头部摔倒在地。

2 移除病员身边尖物、硬物，同时将软物（如衣服、毛巾等）枕于病员头下。

3 解开病员衣领，协助其侧卧，脸朝向一侧。

4 病员停止抽搐后，立即让病员安静休息，注意使其保持舒适和保暖状态，同时观察呼吸、心跳。如果呼吸、心跳停止，则应立即进行心肺复苏（见第十二章第六节“心肺复苏术”，第135页）。

四、注意事项

1.当病员发生抽搐时，不能强行按住其抽搐的肢体，因为强按可引发关节脱位或者骨折。

2.如果病员牙关紧闭，千万不要强行撬开，切忌把手指放入病员嘴中。

3.在停止抽搐后的一段时间内，少数病员处于一种朦胧状态，可能有自伤、伤人、毁物等行为，要严加看护。

4.癫痫病员不适宜从事高空、驾驶、登山、水下等活动，因为很难精确预测其发作时间。

第八章　胃肠问题

第一节　消化系统基本构造与运行机制

消化系统主要由消化管和消化腺两大部分组成（见图 8–1–1）。消化管就是容纳食物的管道，主要包括口、咽、食管、胃、小肠和大肠。消化腺分大、小消化腺两种。其中，大消化腺主要有唾液腺、肝脏和胰脏，而小消化腺则散在消化管道的各段管壁中。消化腺的功能是分泌各种消化液，用于消化食物中的脂肪、蛋白质、淀粉等各成分。

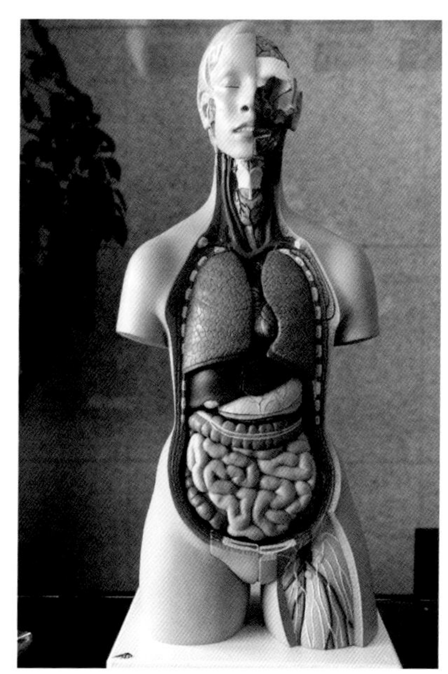

图 8–1–1

消化系统的基本作用：简单讲，进食（吃进去）、转运（送到胃里和肠子里）、消化食物（将嚼碎的肉类、菜类等进行磨碎和分解）、吸收营养（把食物中的蛋白质、脂肪、淀粉等吸收进我们的身体里）、排出废物（将不能消化吸收的一些食物残渣以粪便的形式排出）。

消化系统工作的原理简述如下。

口：嚼碎食物，将食物从口中吃入，食物通过食管到胃。

胃：消化食物，使大块的食物变成糊状的食糜，再送到小肠。

小肠：吸收营养，将食物中的蛋白质、脂肪、淀粉等营养物质吸收，残渣进入大肠。

大肠：吸收少量水和部分维生素等，最后将所有不能吸收或者多余的物质形成粪便，由肛门排出。

第二节　急腹症（急性腹痛）

一、你的目标

协助病员尽早就医，避免延误治疗。

二、识别评估

1. 腹部疼痛突然发生，并且逐渐加重至疼痛难以忍受，常表现为持续性胀痛、钝痛或阵发性绞痛。

2. 病员常常采取侧卧屈膝位躺着，以缓解疼痛。腹部紧张坚硬，用手触压感觉如木板一样，轻轻触压即感疼痛，所以经常用手护着腹部，拒绝别人触碰（见图8-2-1）。

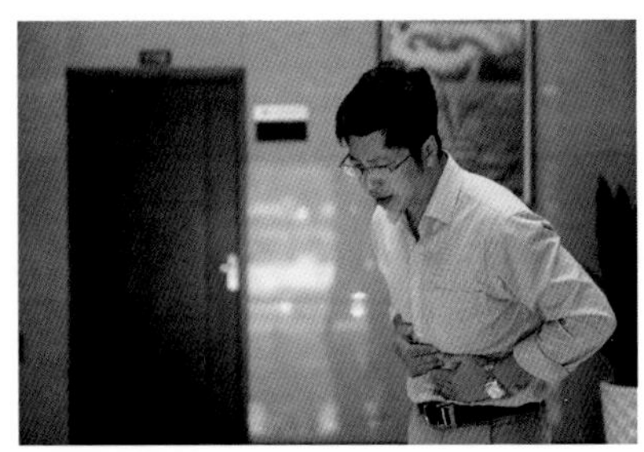

图 8-2-1

3. 除腹痛外，还会有呕吐、发热，严重者会出现皮肤苍白、冰凉，甚至神志模糊、呼吸困难。

三、措施步骤

1 注意观察病员的病情变化，如果有呕吐物、大便，要记住颜色、形状、气味和总量。

2 协助病员采取舒适的体位，同时注意保暖。

3 密切观察病员的呼吸、脉搏和神志，紧急安排送往就近的综合性医院。

四、注意事项

1.急腹症病情变化快，表现多样，即使富有经验的医务人员，如果仅凭病员表现，诊断错误率也很高！因此，我们建议在发现病员病情没有改善，怀疑加重时，要及早就医，勿为省事而盲目服药。

2.用热水袋热敷痛处可能减轻疼痛。

3.老年人腹痛往往表现不典型，应尽早就医。

4.急性腹痛伴有大量呕吐、腹泻时，切忌盲目饮水补盐。毒物引起的急腹症请参照第九章“中毒”（第79页）。

5.育龄期妇女若有腹痛，应回顾最后一次月经来潮的时间以及性生活史，注意有无阴道出血。

6.不要给病员吃任何东西(包括水)，就地休息，减少不必要的活动。

7.不要服用任何药物，尤其不要服用止痛药。

第三节　消化道出血

一、你的目的

1. 保持呼吸道通畅，避免呕吐物误入气道。
2. 尽快送往医院。

二、识别评估

1. 病员常觉上腹部不适、疼痛，并呕吐出咖啡色或者暗红色的液体或者血块。出血量较大者，直接呕吐出鲜红色液体(即呕血)。

2. 大便呈暗红色或黑色。

3. 病员感乏力、头晕、眼花，甚至面色苍白、四肢湿冷，严重者出现神志不清、呼吸困难。

三、措施步骤

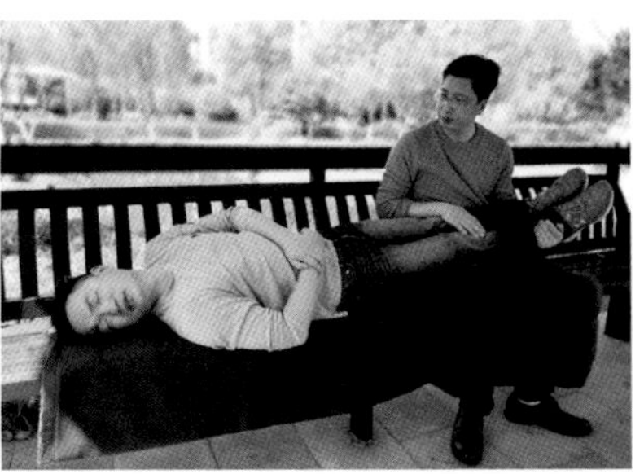

图 8-3-1

1 禁止服用药物或食物。

2 就地平卧，保持头低脚高位，头偏向一侧，保持镇静（见图 8-3-1）。

3 协助病员呕吐，保持呼吸道通畅。

4 密切观察病员呼吸、脉搏和神志，注意保暖，紧急安排送往就近的医院。

四、注意事项

1.肝硬化、消化道肿瘤、消化性溃疡等病员平时应保持良好的生活作息，严格执行饮食医嘱，忌酒，忌粗粮、笋等粗硬食物，因为这类食物易破坏胃肠道黏膜（极易引发大出血）。

2.长期服用阿司匹林类药物的病员应保持良好的生活作息，戒酒，注意每日观察大便，遇有黑便、呕吐应取样送检。

3.要注意呕血和咯血的区别。呕血为病员突感上腹部不适并呕吐出血液或血块，多伴有胃内容物，病员既往多有消化道病史；咯血为病员在咳嗽中咳出血液，咯血前多有咽喉部不适，血液中带有痰液或泡沫。

4.呕血量过大或者晕倒后继续呕血的病员，血液极易误入气道导致窒息，因此要让其取侧卧位，注意保持呼吸道通畅。

第九章　中　毒

第一节　急性中毒

一、你的目的

1. 尽快了解中毒的原因及中毒的途径。
2. 让伤病员脱离中毒现场。
3. 清除尚未吸收的毒物。
4. 排除已经吸收的毒物。
5. 小心看护，保持伤病员气道通畅，必要时安排送医院。

二、识别评估

1. 发现伤病员接触、食入或者吸入了有毒的物质或过量的药品等。
2. 身体出现不适反应，如恶心、呕吐、头晕、乏力、心慌及气急等。

三、措施步骤

1 尽快地让伤病员停止与毒物接触。

2 尽可能地排除毒物和减少毒物的侵入。

（1）对口服中毒的伤病员，如伤病员清醒，应采取催吐措施，饮用大量温水后，用手指按压舌根，引发恶心、呕吐（见图9–1–1），尽力催吐。

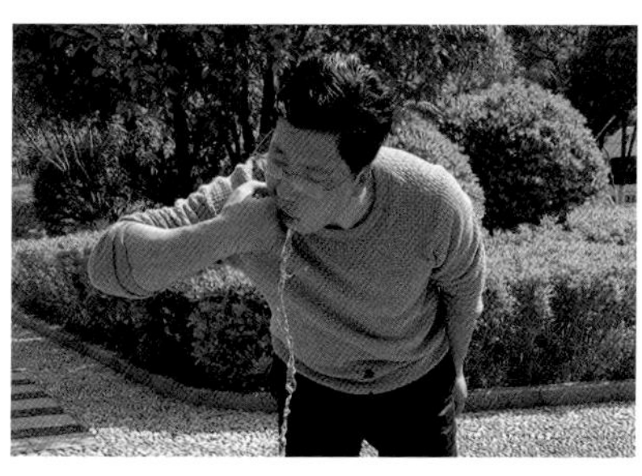

图 9–1–1

（2）对吸入有毒气体、蒸汽或雾气中毒者，要立即将患者转移到空气新鲜的地方。

（3）对于经皮肤接触中毒的伤病员，除离开中毒现场外，还要立即脱去污染的衣服，彻底清洗接触部位的皮肤。

3 小心看护伤病员，特别对神志不清（失去知觉）的伤病员，要采取侧卧位，保持呼吸顺畅，清除口腔内的分泌物或呕吐物。

4 视病情轻重，决定是否送医院治疗。

5 如果发现伤病员神志不清和无呼吸，则要立即进行心肺复苏（见第十二章第六节“心肺复苏术”，第135页）。

四、注意事项

1.在拨打“120”呼救时，要讲清楚中毒人数、可能的中毒原因、中毒途径、伤病员是否有意识不清等。

2.注意搜集现场遗留的毒物、药袋、药瓶、食物标本及呕吐物等，准备好随救护车一并送入医院确认。

3.对于心跳、呼吸停止的伤病员，要立即在现场进行心肺复苏，直到“120”急救人员赶到现场。

第二节　食物中毒

一、你的目的

1. 立即停止进食有毒食物，设法排出已经吃进的食物。
2. 注意收集食物样本和伤病员的排泄物。
3. 尽早送医院。

二、识别评估

1. 发病前有食用不洁食物或变质食物。

2. 进食数小时后出现恶心、呕吐、腹痛、腹泻不适，严重者可出现抽搐、口吐白沫、呼吸困难。

3. 如果有多人一起进食，进食者有不同程度的发病，而不进食者不发病。

三、措施步骤

1 尽快清除食物，在现场主要采取催吐措施（见第79页）。

2 如果伤病员呕吐不止或发生水样便腹泻，应鼓励伤病员口服糖盐水。

3 小心看护伤病员，尽快送往医院。

4 注意把食物样本和伤病员的排泄物一起送往医院检验。

四、注意事项

一旦确认为群体（3人及以上）食物中毒，所有进食者均应及时就医。

第三节　急性酒精中毒

一、你的目的

1. 立即停止饮酒，尽可能地排出胃内酒精。
2. 清除口腔中的呕吐物，保持呼吸道通畅。
3. 小心看护伤病员，注意保暖，必要时送往医院救治。

二、识别评估

1. 伤病员有饮酒史，或者身上、呕吐物有明显的酒精味。

2. 行为失常，通常表现为过度兴奋、语无伦次、自控能力差。

3. 严重者表现为昏睡或神志不清，甚至伴呼吸不通畅、大小便流出等。

三、措施步骤

1 立即安抚伤病员，侧卧位卧床休息，防止呕吐时发生窒息，注意保暖。

2 对于过度兴奋、走路不稳者，要注意扶持并加以约束，避免摔伤，发生意外。

3 没有昏迷的伤病员可以口服含糖饮料，首选蜂蜜糖水，也可以单独喝糖水。

4 小心看护伤病员，注意观察其呼吸和脉搏。如果昏睡不醒，则应采取恢复体位（见第三章第二节“恢复体位的摆放”，第12页），并要尽快送往医院救治。

四、注意事项

1.严禁给神志不清（失去知觉）的醉酒伤病员口服饮料和药物。

2.对于有狂躁暴力倾向的醉酒伤病员，要注意自身安全，同时也要防止对其他人的伤害，严重的要向“110”求救。

3.不建议醉酒后喝大量水，也不建议喝咖啡和浓茶。

第四节　一氧化碳中毒

一、你的目的

1. 迅速帮助伤病员脱离中毒现场。

2. 协助送往医院救治。

二、识别评估

1. 在室内可以闻到煤气味，或者在不通风的环境中发现有燃烧的煤炉、煤碳。

2. 伤病员出现头晕、没力气等不适，或者晕倒在地。

3. 伤病员的嘴唇呈现樱桃红般颜色（见图9-4-1）。

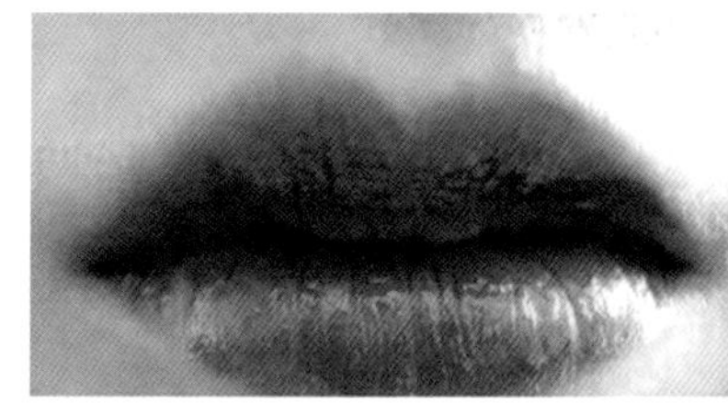

图 9-4-1

三、措施步骤

1 救护者应用湿毛巾捂住口鼻以做好自身防护，立即将门窗打开（见图9-4-2）。

2 关闭煤气总闸（见图9-4-3），尽快将伤病员移至空气新鲜处。

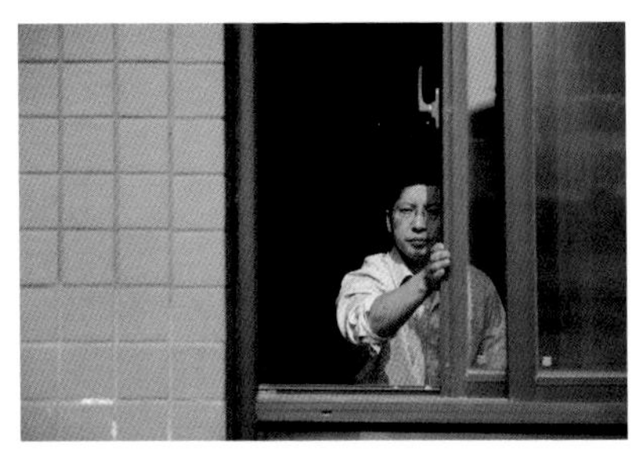

图 9–4–2

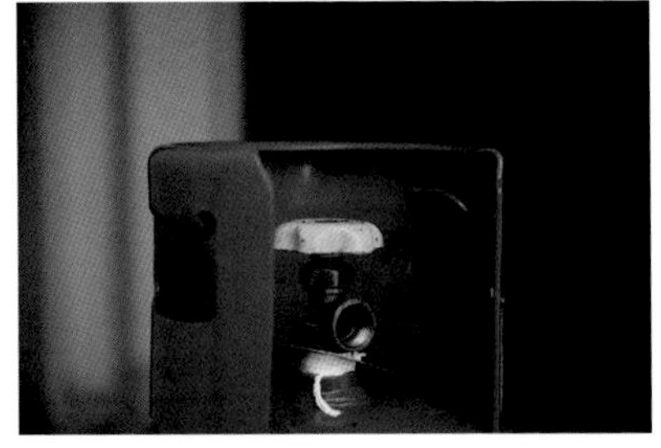

图 9–4–3

3 解开衣领，保持呼吸气道通畅，呼吸新鲜空气，有条件的可以吸氧，同时注意保暖。

4 注意观察伤病员神志、呼吸和脉搏。如呼之不应、失去知觉，应让其取侧卧位（见第三章第二节“恢复体位的摆放”，第12页）。

5 若没有呼吸，则应立即进行心肺复苏（见第十二章第六节“心肺复苏术”，第135页）。

四、注意事项

1.严禁开灯、关灯和使用明火。因开关闭合断开过程易出现电火花，如果房间煤气浓度过高可以导致房间煤气爆炸。

2.对症状较轻的伤病员，注意保暖。

3.冬季取暖时，严禁在不通风的环境里燃烧煤炉或碳炉，以防中毒。

4.对化妆或者嘴唇涂有口红的伤病员要注意区别。

第五节　硫化氢中毒

一、你的目的

1. 尽快帮助伤病员脱离中毒环境。
2. 立即送医院。

二、识别评估

1. 有明确的硫化氢接触史，如有在下水道、窑井、污水管道、炼油池塘、纸浆池、粪池等不通风环境下作业史。

2. 现场或伤病员的衣着或呼吸中可以闻到臭鸡蛋味。

3. 伤病员感觉眼刺痛、喉咙痛伴流泪，头痛伴乏力等不适，有些表现烦躁不安或抽搐，严重者呼叫不应。

4. 如果硫化氢浓度过高，吸入一口即可昏倒。

三、措施步骤

1 尽早帮助伤病员脱离中毒现场，将其移至空气新鲜处。可以拨打“119”协助。

2 清醒的伤病员若有眼睛不适，应立即用清水冲洗眼睛（见图9–5–1）。

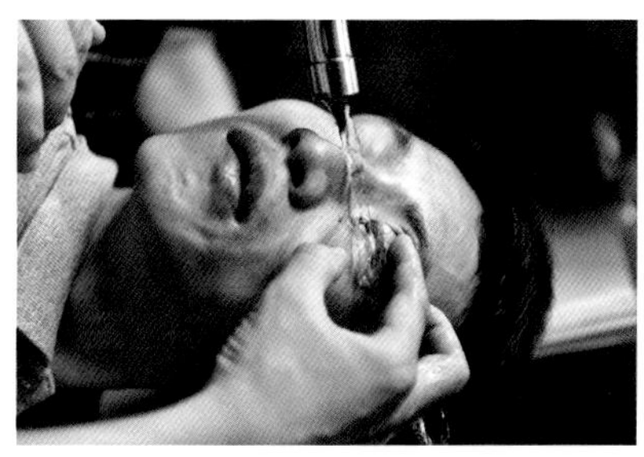

图 9–5–1

3 解开衣领和裤带，同时注意保暖。

4 对神志不清的伤病员，要及时检查口腔并清除分泌物。

5 对昏迷者，用手法使伤病员至侧卧位（见第三章第二节“恢复体位的摆放”，第12页）。

6 密切观察呼吸、脉搏，一旦发现没有呼吸，应立即进行心肺复苏（见第十二章第六节“心肺复苏术”，第135页）。

7 拨打“120”急救电话，说明原因及伤病员情况，尽早把伤病员送往医院救治。

四、注意事项

1.注意个人防护，如果坑洞不深，你可以屏住呼吸进入将伤病员拖出；对于难以移出者，应该由消防或者专业工作人员将伤病员脱离事故现场，不得在没有任何防护措施下进入事故现场。

2.在施行口对口人工呼吸时，施行者应防止吸入伤病员呼出的气体或衣服内逸出的硫化氢，以免发生二次中毒。

第六节 其他有毒气体中毒

一、氯气中毒

氯气是一种黄绿色且具有强烈刺激性气味的气体。它对人体的主要危害表现在对人体眼、呼吸道黏膜、肺组织的强烈刺激，可引起呼吸道烧伤。

氯气中毒表现为剧烈的流泪、打喷嚏、咳嗽、咳痰、咽部疼痛、呼吸困难甚至窒息等。

现场救护应立即将伤病员撤离现场，移至通风良好处，脱下中毒时所着衣服，并用湿毛巾擦拭身体，但应注意保暖。

二、氨气中毒

氨气为无色、有强烈刺激性气味的气体。三氯氰胺、尼龙、脲醛树脂、绢类、羊毛制品在自由燃烧条件下可产生氨气。液氨被广泛用于冷藏业，极易挥发。

出现氨气中毒后，应迅速将伤病员撤离现场，脱去衣服，以免中毒症状加重，但亦应注意保暖，给予吸氧，拨打“120”急救电话立即送医院。

三、液化石油气中毒

液化石油气的主要成分有丙烷、丙烯、丁烷、丁烯等碳氢化合物，现广泛用于家庭作为燃料。为了安全，家庭用液化石油气普遍加入了有臭鸡蛋味的刺激性气体。

液化石油气对人体的主要毒性表现为较强的麻痹作用及较轻微的呼吸道刺激症状。中毒后可有头晕、无力、恶心、呕吐，并有四肢麻木及手脚末端感觉障碍，不能正常感知接触物品的形状、温度等，范围大约在戴手套、袜子区域，常称为手套、袜筒状感觉障碍。

现场救护的处理措施与其他有毒气体中毒的处理基本一致，应将伤病员迅速撤离现场，吸氧，保暖，拨打“120”急救电话立即送医院。

第十章　动物咬伤

第一节　哺乳动物（如狗、猫）咬伤

一、你的目的

1. 妥善处理伤口。

2. 注射狂犬病疫苗。

二、识别评估

1. 有哺乳动物咬伤或者抓伤史（包括家养宠物和野生动物）。

2. 体表皮肤上可见抓痕或伤口（如图 10-1-1），皮肤有破损。

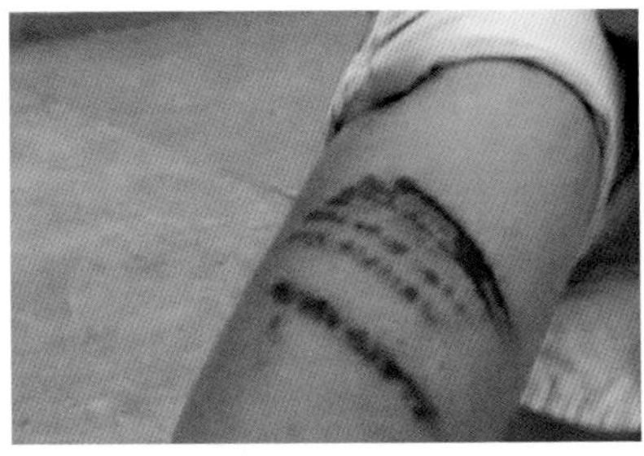

图 10-1-1

三、措施步骤

1 伤口处理如下。

（1）立即用清水或肥皂水清洗伤口至少 15 分钟，并尽可能地挤出伤口中的污血。

（2）彻底冲洗伤口后用脱脂棉或者干净毛巾等将伤口处残液吸尽。

（3）伤口经清洗后用聚维酮碘溶液消毒。消毒后，不包扎，送往医院处理。

2 立即到就近的疾控中心（站）或定点门诊部注射狂犬病疫苗。

四、注意事项

1.除猫、狗外，猪、牛、马及其他野兽都是狂犬病病毒的宿主，被这些动物咬伤、抓伤或舔舐黏膜都要及时处理。

2.疫苗接种应当越早越好，并应当按时完成疫苗全程接种。

3.狂犬病发病的死亡率为100%，所以防治重点不在于发病后的救治，而在于动物咬伤后的积极预防处理。

4.如果伤口较深、面积较大、出血量较多，则应先止血，尽快到附近医院处理，再注射狂犬病疫苗。

第二节　毒蛇咬伤

一、你的目的

1. 防止毒素扩散。
2. 紧急送往医院。

二、识别评估

1. 被蛇咬伤，可以看到伤口。

2. 识别毒蛇和无毒蛇的方法如下。①看蛇的形状，毒蛇的头部一般呈三角形，颈细尾短（见图10-2-1）；②看伤口的形状，毒蛇咬伤伤口留有两颗牙痕（见图10-2-2）。

3. 如果被普通蛇咬伤，则仅被咬伤处有刺痛；如果被毒蛇咬伤，伤口会出现疼痛、红肿，并伴有全身不适，如头晕、恶心、呕吐、心慌、无力等，严重者会出现抽筋、皮肤黏膜出血、嗜睡、意识模糊和呼叫不应。

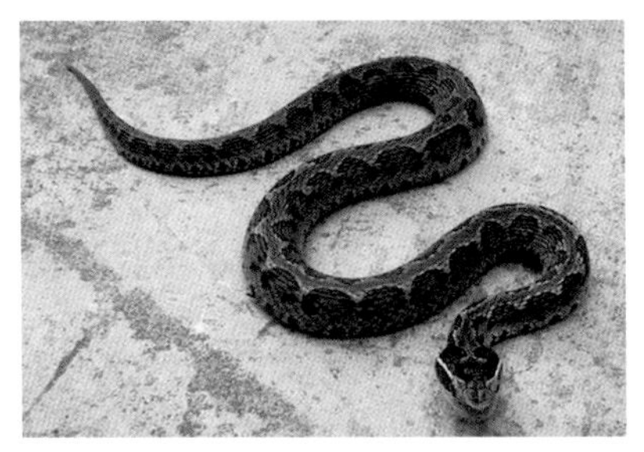

图 10-2-1

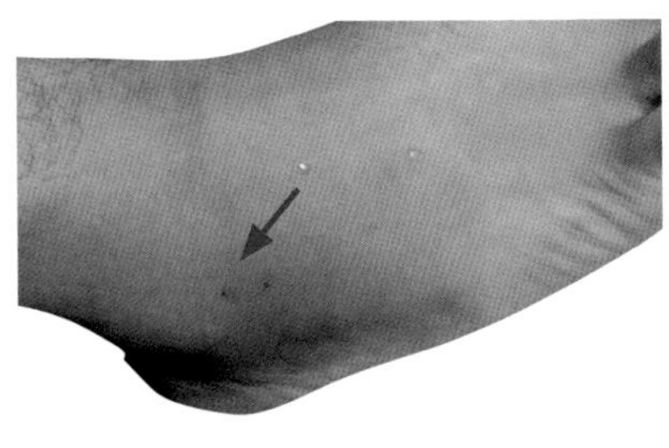

图 10-2-2（本图由浙江省中医院王永高主任提供）

三、措施步骤

1 立即叫伤病员停止活动，就地休息，安抚伤病员并迅速识别伤口。

2 迅速处理伤口。

（1）如果很明确是无毒蛇咬伤，则只须用清水清洗伤口，然后用聚维酮碘溶液消毒后观察即可。

（2）如果是毒蛇咬伤或者分不清楚是否毒蛇咬伤，则按以下步骤处理。

第一步，安抚伤病员，并要求伤病员安静，停止一切活动。

第二步，保持受伤部位下垂，用止血带或其他代用品（如手帕、鞋带、绳索或布条等）在伤口近心端（靠近心脏侧）5～10厘米处结扎，每隔20～30分钟放开1次，每次放开1～2分钟再扎上（见图10-2-3）。

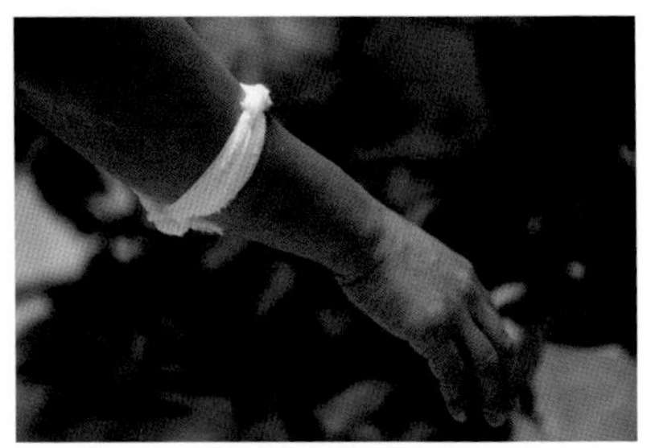

图 10-2-3

第三步，安排车辆或呼叫“120”迅速将伤病员送往医院，期间密切观察伤病员的神志、呼吸和脉搏。

四、注意事项

1.被蛇咬伤后应保持镇静，切忌奔跑(血液流动加快、毒素扩散加快)，最好由他人搬运。

2.不建议切开伤口排毒，不建议吮吸伤口。

3.伤口消毒不建议用酒精。

4.普通蛇咬伤也要去医院处理。

第三节　毒虫咬伤

一、你的目的

1. 伤病员停止活动并处理伤口。

2. 协助紧急送往医院。

二、识别评估

1. 伤病员有被毒虫叮咬，或者可能被叮咬。

2. 被叮咬的部位出现疼痛、发麻、红肿(见图10–3–1)。

3. 伤病员有全身不适的感觉，如头晕、眼花、无力、恶心、心慌等，严重者出现神志模糊、呼吸急促或呼吸困难。

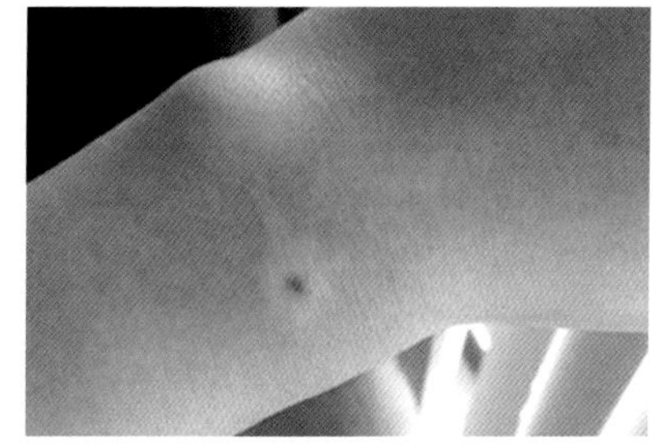

图 10–3–1

三、措施步骤

1 去除伤口内的毒刺。

2 局部用清水、苏打水、肥皂水或氨水冲洗10分钟以上（见图10-3-2），剧痛者可以用冰块冷敷。

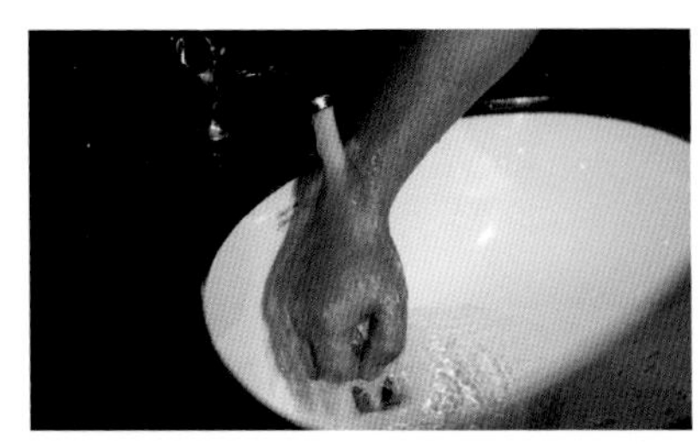

图 10-3-2

3 注意观察伤病员，如有全身不适，则需立即去医院救治。

4 如果出现休克症状，则按休克急救（见第33页）。

四、注意事项

对于有过敏体质者，被毒虫等叮咬后应立即去医院观察，特别是马蜂等容易引起过敏性休克的昆虫。

第十一章　意外伤害与事件

第一节　电　击

一、你的目的

1. 脱离电源。

2. 评估伤情。

3. 及时救治。

二、识别评估

1. 伤病员身体与带电设备相连（电线、电器等），或者旁边有高压电网。

2. 伤病员有出现意识丧失，局部皮肤烧焦。

三、措施步骤

1 切断电源，可以关闭电源总开关，拔除插头。如果不能切断电源，那么可以用干燥的木棒等不导电的物品将伤病员与带电物分离（见图11–1–1）；如果不能移除带电物，那么也可以用干燥绝缘绳子、干燥的被单等套住伤病员肢体，将伤病员拖离带电物。在使用该法时，注意不直接接触伤病员，套用的绳子等必须干燥、绝缘。

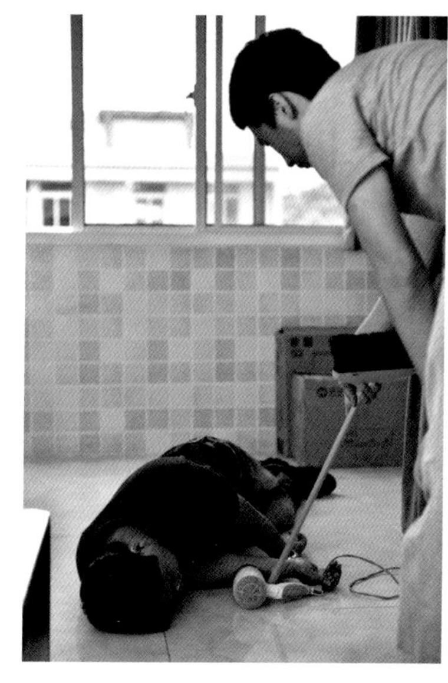

图 11–1–1

2 在确定伤病员与带电物分离后，再进行其他救治。

3 检查评估伤病员的呼吸反应（见第 11 页）。如果伤病员没有呼吸，呼叫不应，则应立即进行心肺复苏（见第十二章第六节“心肺复苏术”，第 135 页）。

4 拨打“120”。

5 处理烧伤（见本章第三节“烧烫伤”，第 96 页）。

四、注意事项

1.在实施救治前，先仔细观察伤病员身体是否与带电物连接，不要轻易接触伤病员身体，不然急救者也会触电。

2.不能直接用手拉未脱离带电物的被电击者。

3.不要在潮湿的环境中进行救治。

4.不可用导电的物品（铁棒等）来分离伤病员和带电物。

第二节　溺　水

一、你的目的

1. 脱离水源。

2. 评估病情，合理救治。

二、识别评估

1. 伤病员有落水的情况。

2. 伤病员头面部有水浸过的痕迹。

3. 评估是否有意识和呼吸。

三、措施步骤

1 急救者可以站在岸边，扔出绳子或用木棒（见图 11-2-1）让伤病员抓住将其救上岸；如果岸边有救生圈，也可以将救生圈扔给伤病员。如果没有以上工具或者没法用上述工具救人，急救者可以下水救人，但前提是急救者有十足的把握能确保自己的安全。否则，不应轻易下水救人。

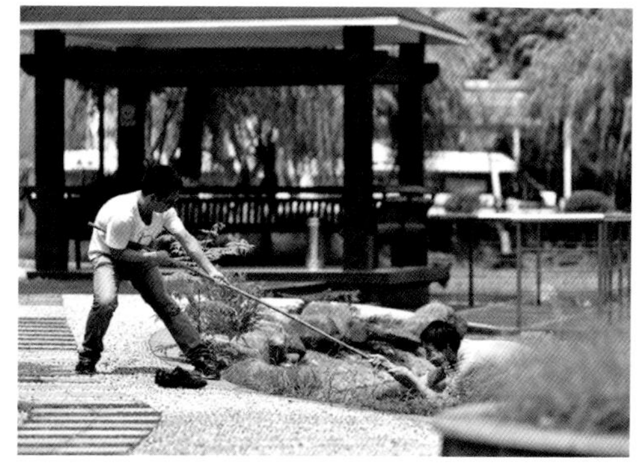

图 11-2-1

2 伤病员被救上岸后，首先要检查伤病员的意识和呼吸情况（见第6页）。

3 如果伤病员有意识和呼吸，要注意给伤病员保暖。

4 尽量去除伤病员口中的水草、泥巴等，保证其能正常呼吸。

5 如果伤病员没有意识和呼吸，则要立即进行心肺复苏（见第十二章第六节“心肺复苏术”，第135页）。

6 如果伤病员没有意识但有呼吸，则应将伤病员置于侧卧位（见第三章第二节“恢复体位的摆设”，第12页）。

四、注意事项

1.急救者千万不要轻易下水，除非经过专业的水上救援训练，否则下水会对急救者自身造成危险，甚至造成连环溺亡。

2.注意保暖，尤其在气温较低的季节，应第一时间换去浸湿的衣物。

3.如果伤病员失去知觉，在将其抱离水面时，注意要头低于胸部，防止水和呕吐物阻塞呼吸道。

第三节　烧烫伤

一、你的目的

脱离现场，消除危险，评估伤情，及时救治。

二、识别评估

烧烫伤的原因、程度与面积，气道是否畅通，呼吸是否正常。

1. 烧伤程度：Ⅰ度烧伤伤及表皮，皮肤发红、肿胀、疼痛；Ⅱ度烧伤伤及真皮，除皮肤红肿痛外，还有水疱，内充满液体（水疱是Ⅱ度烧伤的特征性表现，水疱底部可以呈白色，也可以呈红色，白色伤情较红色重）；Ⅲ度烧伤可伤到真皮以下，包括神经、脂肪及肌肉组织，伤处可能没有疼痛的感觉，表面苍白，类似白蜡样，或者烧焦呈黑色、皮革样。

2. 呼吸道烧伤：当有以下情况中的任何一项时，应考虑存在呼吸道烧伤。①头面颈部有烧伤，特别是面部有烧伤痕迹；②鼻毛烧焦；③口唇或耳朵肿胀；④吸入热气或烟雾；⑤口咽疼痛，声音变嘶哑；⑥刺激性咳嗽，痰中带黑屑。

3. 严重烧烫伤：若具备以下任何一种情况，都应当视为严重烧烫伤。①Ⅱ度及以上烧伤或烫伤；②部位在面部、手掌、脚掌或会阴生殖器；③因化学品或触电而导致的烧伤；④老年、年幼或原有其他疾病者；⑤10% 及以上皮肤烧烫伤。

三、措施步骤

1 隔离：防止继续烧烫伤，将热源与伤病员隔离或扑灭伤病员身上的火焰。

2 冲凉：用流动的常温（15～20℃）自来水冲洗烧烫伤的部位（见图11-3-1）至少10分钟，直到局部温度下降，疼痛减轻，或者用冷毛巾敷在伤处。如果现场没有冷水，则可用其他任何凉的无害的液体（如牛奶或罐装的饮料）浸泡或冲洗。

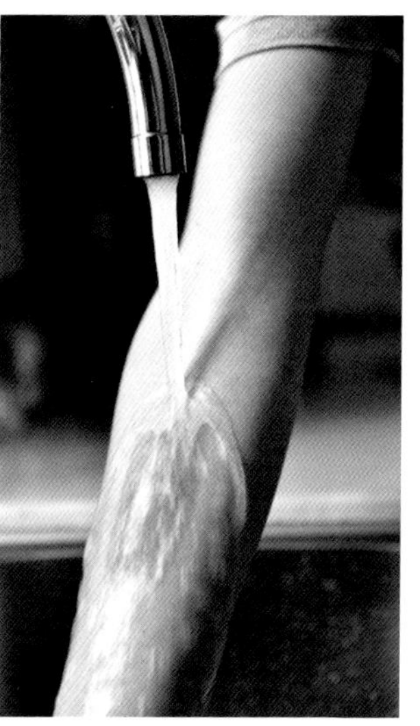

图 11-3-1

3 包扎：在充分冲洗和泡湿伤口后，在冷水中小心除去衣物。如衣服和皮肤粘在一起，切勿撕拉强行剥去任何衣物（以免弄破水疱），只能将未粘着部分剪去，将粘着的部分留在皮肤上待以后处理，再用清洁保鲜膜或纱布覆盖伤面，以防污染；如没有，则让小面积伤口暴露于空气中，大面积伤口用干净的床单、布单或纱布覆盖。

4 检查：每5～10分钟检查一次伤病员的呼吸和脉搏，做好休克处理（见第33页）、心肺复苏（见第十二章第六节“心肺复苏术”，第135页）的急救准备。

5 去除：由于烧烫伤处会肿胀，因此应尽快小心地去除戒指、手表、皮带、鞋子等物品。

6 转送：第一时间拔打“120”急救电话，如伤病员有严重烧烫伤或者存在呼吸道烧伤，都应尽快送往医院。

7 保持：呼吸道通畅，解开伤病员衣领。

四、注意事项

1.不能冰敷，高温会伤害皮肤，低温也会造成伤害。烧烫伤后，受损的皮肤已经失去表皮的保护，不可以直接冰敷，以免冻伤。

2.不弄破水疱。如果水疱直径小于2厘米，则无须弄破水疱。若水疱直径大于2厘米，或其位置在关节等活动频繁处及易摩擦处，为避免不小心弄破水疱，造成更大的伤口，可用无菌针头、棉花棒将其刺破（有条件者建议由医院医生处理）后，吸干组织液，再用聚维酮碘溶液消毒，盖上纱布。注意不要移除水疱上的表皮以作为保护层。

3.不涂抹药膏。伤后立即涂抹药膏会使热能包覆在皮肤上继续伤害皮肤。而在送医院前涂抹药膏会导致医院内医生不好辨别伤情。

4.对于电流烧伤病员，首先按照触电处理（见本章第一节“电击”，第93页）。

5.日光强晒伤，如在海边、高原等紫外线强烈的地方皮肤暴露时间过长，可以引发皮肤晒伤，初期表现为火辣灼痛，严重时皮肤产生大量水疱，可按烧烫伤处理。

五、说明事情

1. 呼吸道烧烫伤是非常危险的，因为烧烫伤可能使呼吸道内黏膜组织迅速肿胀，导致气道管径迅速变小甚至被阻塞，造成呼吸困难，严重时可迅速导致死亡，因此需要立即就医。

2. 在扑灭伤病员身上火焰时，要注意安全，小心自己衣服着火；伤病员可以自己滚动身体灭火，也可以用毛毯、床单、处套等厚重织物覆盖灭火，但不能用尼龙或胶质物。如果用灭火器灭火，注意不可对准伤病员脸面部，应让其用手捂住口鼻，再用灭火器灭火。

3. 人的一面手掌大约占人体面积的1%，可以用此初步评估烧烫伤的面积。

第四节　冻　伤

一、你的目的

1. 脱离冻伤环境。

2. 复温及保护创面，送有条件的医院进行进一步治疗。

二、识别评估

1. 当皮肤接触到非常冷的空气或物品时，受冻部位冰凉、苍白、坚硬、感觉麻木或丧失，冻伤严重的可能起水疱甚至溃烂。

2. 全身冻伤时，几乎所有的患者都会出现发呆、嗜睡。

三、急救措施

1 保护冻伤部位：冻伤发生后，应迅速用棉被保护受冻部位并迅速将伤病员护送到温暖的地方。

2 快速复温：将冻伤肢体浸泡于40℃温水中，直至受冻部位恢复感觉，皮肤转红紫、变软为止。如果鞋袜、手套和手足冻结在一起，则应一同浸入温水内，待受冻部位恢复感觉后再用剪刀进行分离。

四、注意事项

1.切忌采用雪搓、冻水浸泡或直接用火烤等方法。

2.禁止把冻伤部位直接泡入热水中，这样会使冻伤加重。

第五节 中 暑

一、你的目的

1. 脱离高温现场。

2. 降低体表温度，补充含盐饮料。

3. 小心看护伤病员，协助送往医院。

二、识别评估

1. 在高温环境工作或者在炎热天气长时间待在不通风的室内或者室外长时间在太阳下曝晒。

2. 伤病员自觉有无力、头昏、头痛、恶心、呕吐、心慌、大量出汗或者无汗、发热、呼吸浅快等不适，严重者出现高热(体温高于39℃)、抽搐、呼吸困难，甚至神志模糊不清或呼叫不应。

三、措施步骤

1 立即协助伤病员脱离高温现场，或保持室内开窗通风，将患者移至通风、阴凉、干燥的地方，如走廊、树荫下。

2 让伤病员平卧休息，松解衣扣。

3 意识清醒的伤病员可饮用含盐的清凉饮料、茶水或绿豆汤等，或服用仁丹、十滴水或藿香正气水(胶囊)等解暑。

4 用电风扇吹风，可以用冷水擦洗身子，促使降低伤病员体表温度。

5 小心看护。经处理后好转的可以继续休息；对神志不清的伤病员，应让其取侧卧位(见第三章第二节“恢复体位的摆放”，第12页)，头向后仰，保持呼吸道通畅，同时立即拨打“120”电话求助。

四、注意事项

1.夏季出行应避免烈日直晒，尤其老年人、妊娠期妇女、有慢性疾病者(特别是有心血管疾病的病员)。

2.不要等口渴了才喝水，因为口渴表示身体已经缺水了。出汗较多时，可适当喝一些温盐水，补充因出汗而丢失的盐分。

3.中暑后忌一次过量饮水，正确的方法应是少量多次饮水。

4.锻炼、服用藿香正气水(胶囊)等可以提高耐暑能力。

第六节　异物入眼

一、你的目的

1. 清除异物。

2. 防止进一步损伤。

二、识别评估

1. 伤病员感觉有异物进入眼睛。

2. 眼内有异物感、疼痛及流泪。

3. 眼睛内可发现异物，结膜充血；严重的会造成眼球损伤，使视功能受损。

三、措施步骤

1 让伤病员坐在光线充足的地方。

2 用清水反复冲洗其眼睛(见图11-6-1)。

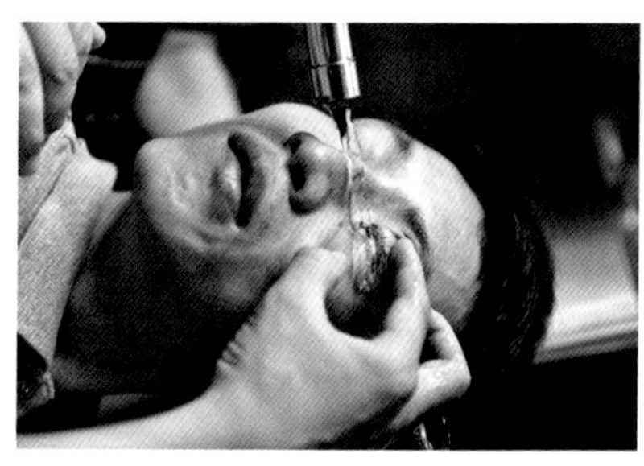

图 11-6-1

3 如果用冲洗法不能将异物冲出，则可翻开患者上眼皮，用棉签或干净的手帕蘸凉开水或生理盐水轻轻将异物擦掉。

4 若上述方法无效，提示异物可能已陷入眼组织内，应立即到医院请眼科医生取出。

四、注意事项

1.切忌反复用力揉擦眼睛，以免异物擦伤角膜。如果伤病员为儿童，则应先将其双手控制住，以免揉擦眼睛。

2.不要用针挑或用其他不洁物擦、挑，以免损伤眼球，导致眼睛感染或者损伤加重。

第七节　异物卡喉

一、你的目的

1. 排除异物。

2. 尽快送往医院。

二、识别评估

1. 伤病员在进食时突然停止进食。

2. 有意识地张开嘴巴，用手指向或护住喉部 。

3. 表现为呛咳、喉部疼痛，严重者不能说话、憋气、呼吸困难，甚至面色、嘴唇发紫。

三、措施步骤

1 鼓励伤病员自己将异物吐出来。

2 协助取出异物。如果鱼刺卡喉，可让伤病员张大口，另一个人借助自然光或用手电筒照射咽部，让伤病员说“啊”，同时迅速地用筷子或匙柄将舌向下压，充分暴露咽部，看清异物后用镊子将异物取出（见图11-7-1）。

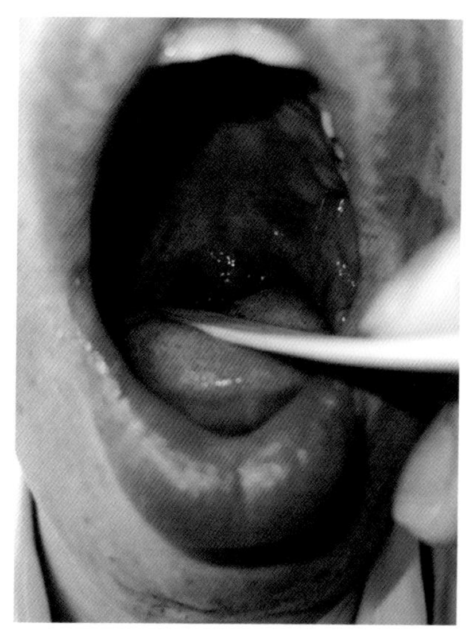

图 11-7-1

3 如果是光滑异物，如硬币、汤圆、果冻、糖果、饭团等，则可用海姆立克手法排除异物（见第十二章第七节“气道异物梗阻解除术”，第145页）。

4 如果张口看不见异物，则应速送至医院，请医生处理。如果不慎把骨头或硬物卡在喉以下部位，那么正确的处理方法是不要尝试取出，应赶快就医。

5 密切观察伤病员，一旦发现呼叫不应伴没有呼吸，应立即进行心肺复苏（见第十二章第六节“心肺复苏术”，第135页）。

四、注意事项

1.不要用喝陈醋、吞饭团等办法处理鱼刺、骨头卡喉，陈醋无效，吞饭团对极小鱼刺部分有效，但处理不当会加重病情，甚至危及生命。

2.在协助取出异物时，若没有绝对把握，不建议轻易尝试，应尽可能送医院处理。

第八节　火　灾

一、你的目的

1. 迅速逃离。

2. 处理烧伤。

二、措施步骤

（一）报　警

打“119”报警，打开火警报警器（见图11-8-1）。

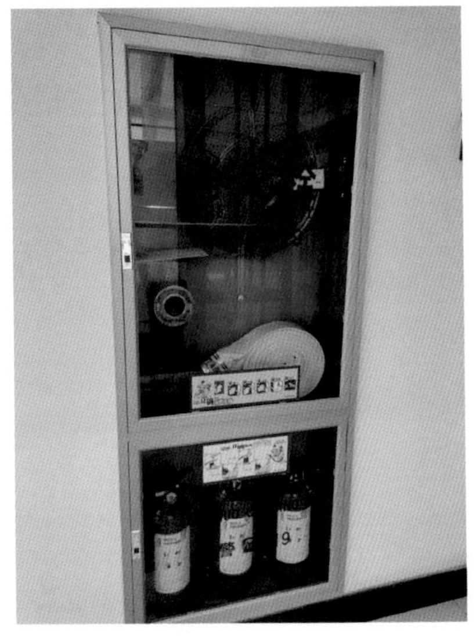

图 11-8-1

（二）灭　火

1 能灭：在火灾起初，火势较小时，采取有效措施，可以尽早灭火。如果身上着火，可以在地上打滚使火熄灭。

2 不能灭：如果火势较大，则应尽早撤离。

（三）逃　离

1 低头弯腰或趴在地上沿墙角匍匐前进，有条件时用湿毛巾捂住口鼻快速从最近的出口逃离。逃离时，关上身后的门以防火势蔓延（见图11-8-2）。

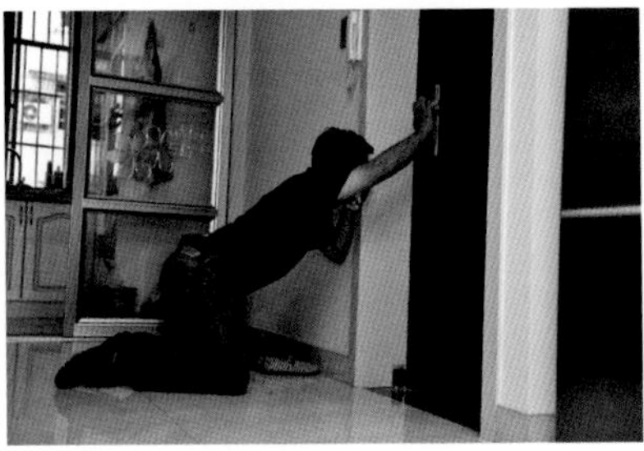

图 11-8-2

2 当不能常规逃离时，可在窗口、阳台或屋顶处向外大声呼叫、敲击金属物品或投掷软物品，白天应挥动鲜艳布条发出求救信号，晚上可挥动手电筒或白布条向外界求救。

（四）救　护

1 在安全的地方，可以用冷水冲洗烧伤部位至少10分钟，以缓解疼痛，减少热力进一步伤害。

2 如果皮肤破损，在冷却烧伤部位后，可以用家用保鲜膜轻包扎，保护伤口不受感染（见图11-8-3）。

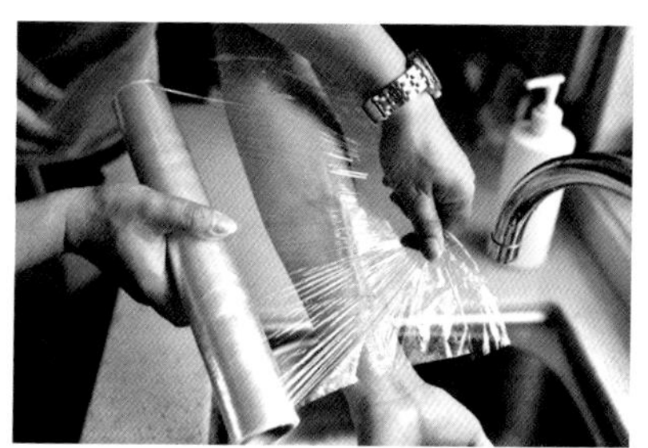
图 11-8-3

3 对烧伤部位进行救护（见本章第三节“烧烫伤”，第96页）。

三、注意事项

1.当身处火灾险境时，不要急于灭火，逃生是第一位的。

2.千万不要进电梯，不要盲目跳楼。

3.逃离后不要为了个人物品而再次进入火灾现场。

4.对于由油电化学物品产生的火灾，不能用水进行灭火。

5.平时进入酒店或大型商场，应养成留意逃身通道的习惯，防止发生意外时逃错方向。

6.居家或自驾车应配置灭火器，并熟悉使用方法，尽早消灭火源。

第九节　地　震

一、你的目的

1. 躲避坠物。
2. 评估伤情。
3. 自救和互救。

二、措施步骤

1 躲避地震。在发生地震时，若你在建筑物中，如果可以，要迅速离开建筑物，到比较开阔的安全地带；如果不能迅速离开，则就近选择三角空间（见图 11-9-1）进行躲避，可以选择比较坚固的、开间小、有管道支撑的房间里（如墙角边、卫生间、厨房间等）。在逃离时，可以用包、书本等非坚硬物品顶在头上保护头部。

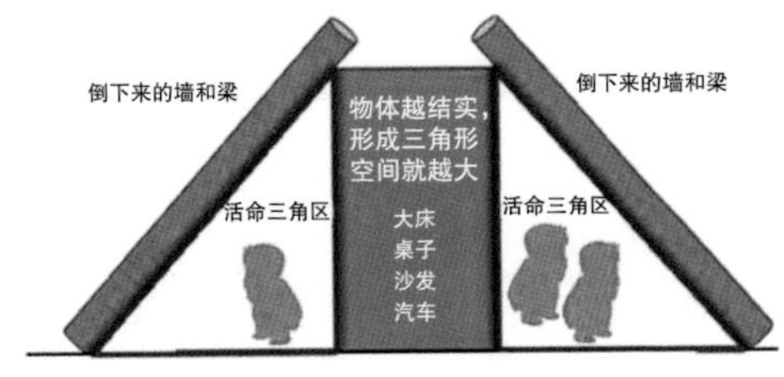

图 11-9-1

2 救人时，可以用人工喊话、敲击的方式，寻找被埋人员，定位伤病员所在位置。

3 在挖到接近伤病员时不能用尖锐的物品。

4 先将伤病员的头部显露，清除口、鼻中的异物，再显露其他位置，不能硬拉伤病员身体。

5 如果遇有出血、骨折等情况，则做好伤情评估与自救互救（见第四章“创伤”，第26页）。

三、注意事项

1.在发生地震时，不可以轻易跳楼逃生。

2.在救出伤病员时，要避免快速进食，避免其眼睛受强光刺激。

第十节　交通事故

一、你的目的

1. 确保安全，防止二次事故。

2. 及时救助。

二、措施步骤

1 在车后50米（普通公路）或150米（高速公路）外放置三角警示标志（见图11-10-1），阻断其他车辆进入车祸现场，防止二次事故发生。

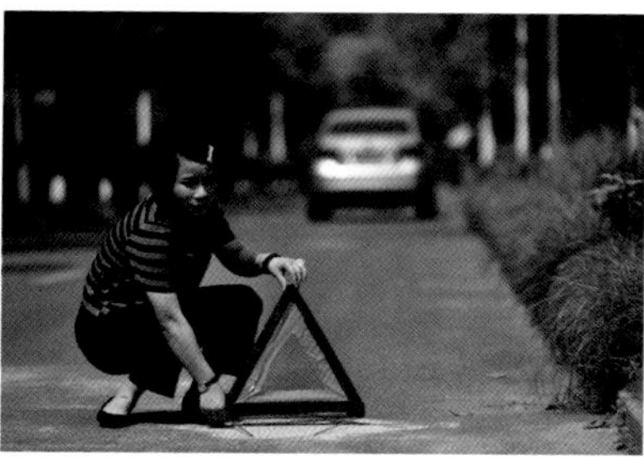

图 11-10-1

2 安全停车，检查车辆引擎是否关闭，拉紧手掣（见图11-10-2）或用石头固定车轮，防止汽车滑动。

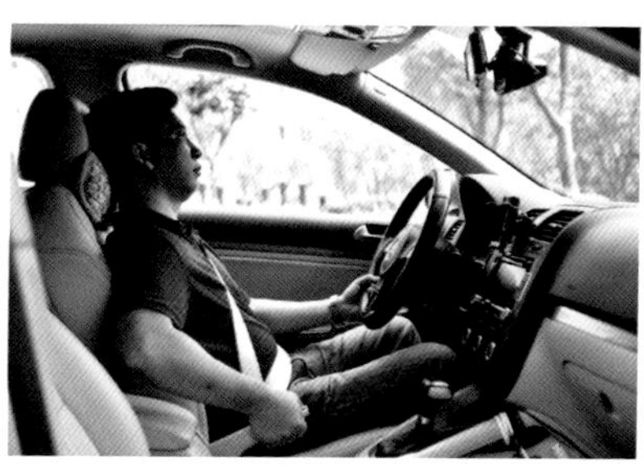

图 11-10-2

3 查看有无漏油、着火情况，以及有多少人员受伤。

4 拨打“110”或“122”。

5 在现场安全的情况下，第一时间救治伤病员。评估后，若有病情较重者，应第一时间拨打“120”。

6 当现场环境不安全时，应当第一时间将伤病员带到安全地带再行救治。若在高速公路上，则应尽可能到隔离带外。

7 如伤病员被困车内，应当第一时间打“110”或“119”求助(见图11-10-3)。

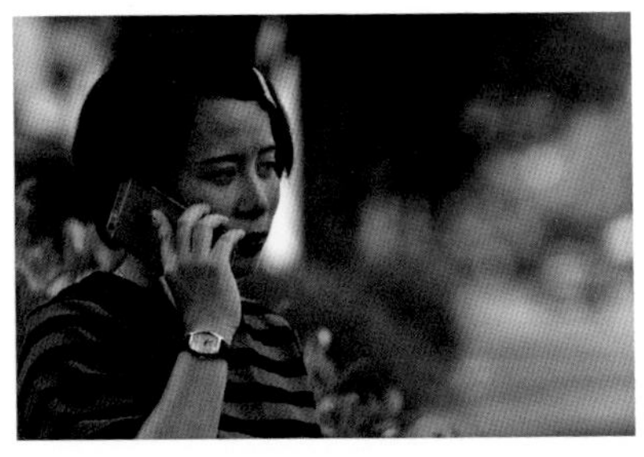

图 11-10-3

三、注意事项

1.保持冷静，注意自身安全。

2.不要随便搬动伤病员，除非有特别需要。

3.在高速上不要横穿公路去救伤病员。也不要随意在公路上走动。

4.在高速公路上，如伤势不重，尽可能转移到隔离带外拨打电话求救。

5.在高速公路遇堵车时，你的车应与前车隔开至少5米距离，防止后车撞击而成“夹心饼”。

第十二章　常用急救技术

第一节　止血技术

本节止血技术的原理是通过外力压迫血管闭塞达到止血的目的。因此，任何可以达到该目的方法都可以考虑使用。

一、指压动脉止血法

指压动脉止血法主要用于较大动脉出血的止血。

优点：速度最快。缺点：非专业人员不易掌握。

（一）颞浅动脉压迫法

1. 头顶部、额部、颞部（耳朵上方）因外伤出血，可用一只手大拇指压迫伤病员同侧耳朵前面的颞浅动脉（见图 12–1–1）。

2. 用另一只手固定伤病员的头部。

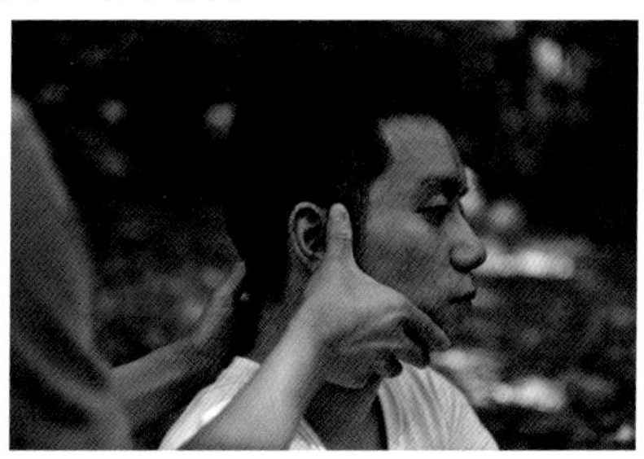

图 12–1–1

注意事项

当头顶部伤口较大、出血量较多时，可以压迫双侧颞浅动脉。出血部位的出血减少即为有效。

（二）耳后动脉压迫法

1. 当耳朵后方、后脑勺部（枕部）有外伤出血时，可迅速压迫耳朵后方的耳后动脉（位于耳朵后方骨突下的凹陷处），见图 12–1–2。

2. 用另一只手固定头部。

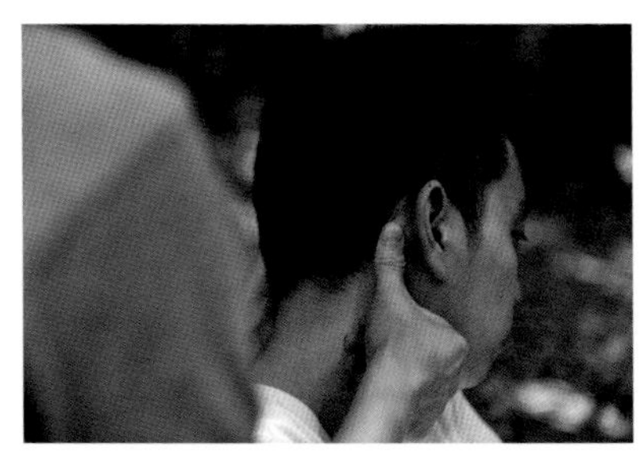

图 12-1-2

(三)肱动脉压迫法

肱动脉压迫法用于被压肱动脉以下任何部位的大出血的止血。

1. 当手掌、前臂出血时，可用一只手握住伤病员的前臂，并抬高前臂。

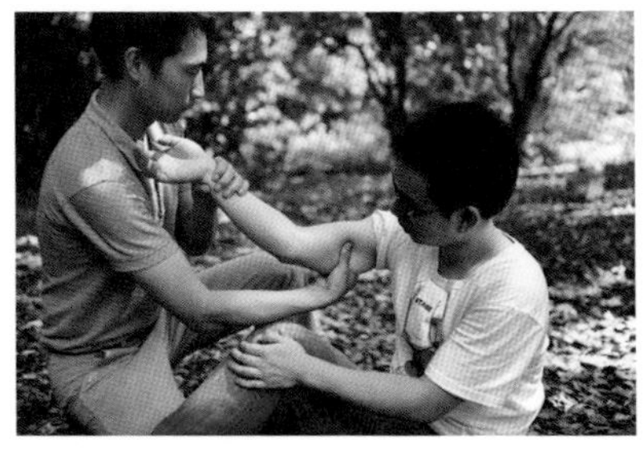

图 12-1-3

2. 另一只手放在上臂的中上部，在突出的肌肉块(肱二头肌)下缘稍用力按压，感觉有血管跳动，这就正是要压迫的血管(肱动脉)(见图 12-1-3)。

3. 用三根手指(食指、中指、无名指)或单用大拇指将肱动脉压向骨头，用力压迫，以达到止血的目的。

(四)桡、尺动脉压迫法

桡、尺动脉压迫法用于手腕以下大出血的止血。

当手腕及手出血时，迅速用双手的大拇指分别用力按住桡、尺动脉(桡、尺动脉分别在手腕部靠近手掌的两侧)，见图 12-1-4。

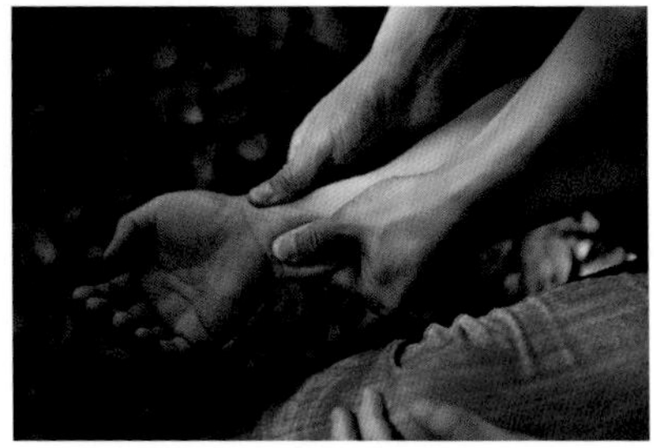

图 12-1-4

(五)指间动脉压迫法

当手指呈喷射样出血时，可用大拇指和食指同时迅速按压伤病员手指根部的两侧，拇指和食指相对捏紧而止血(见图 12-1-5)。

(六)股动脉压迫法

股动脉压迫法适用于下肢大出血。

1. 当大腿内侧损伤时，往往出血凶猛，非常紧急(股动脉在腹股沟处位置，比较浅表，在腹股沟中点偏内侧的下方能摸到股动脉的跳动）。

2. 用两大拇指向下压迫大腿内侧腹股沟处（见图 12–1–6）。

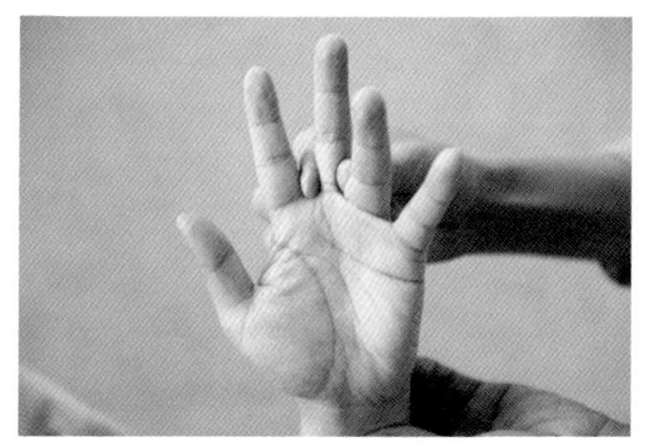

图 12–1–5

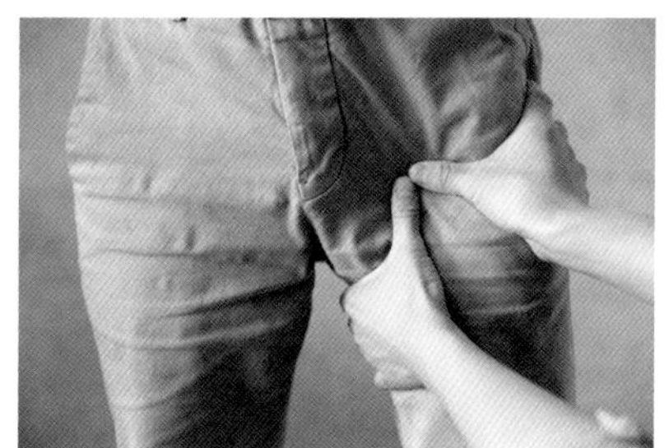

图 12–1–6

注意事项

1.在指压止血时，指压的力量以出血停止为准，主要原理是将动脉压向骨头，压扁致血管闭塞而止血。

2.指压止血无效时，或忘记血管走向或位置而无从下手时，建议立即用止血带止血法或压迫止血法。

二、直接压迫止血法

1. 确认伤口表面没有明显的异物、污物。利用手头能找到的棉质布料（如干燥、干净的毛巾，T 恤衫，纱布等）叠成大小超过出血伤口边缘 5 厘米大小的平坦布块（见图 12–1–7）。

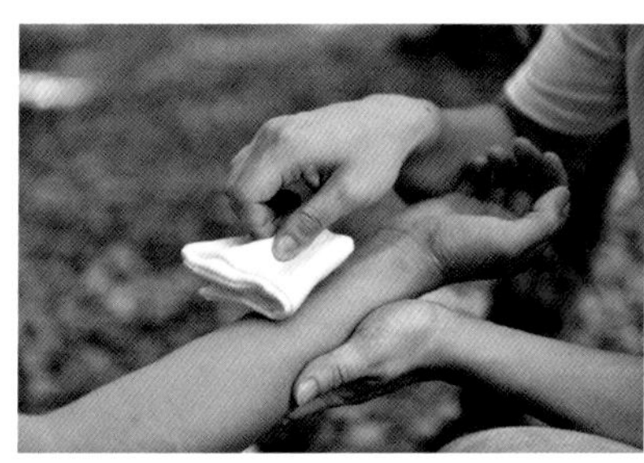

图 12–1–7

2. 逐层覆盖在出血创口上，并向伤口中央、深处方向加压压迫，直至最表层布料无渗血（见图 12–1–8）。

3. 最后用绷带或布条缠紧、包扎（见图 12–1–9）。

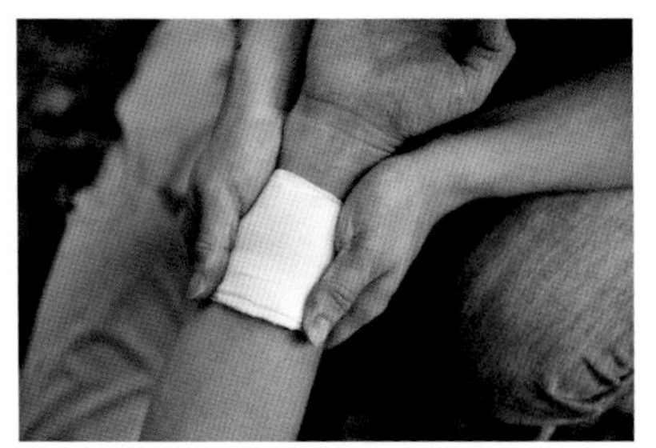

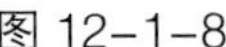

图 12-1-8

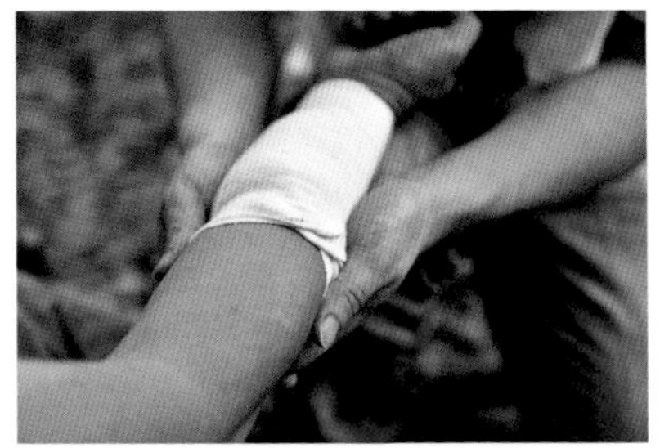

图 12-1-9

注意事项

1.直接压迫止血法主要用于一般伤口的出血；当较大动脉破裂时，应先用指压、止血带或绞棒止血法止血。

2.当最先盖住伤口的敷料被血液浸湿时，再在它上面加盖敷料，不能将原先的敷料移走，以免加重出血。直接压迫止血法往往与加压包扎止血法一同使用。

三、加压包扎止血法

加压包扎止血法适用于身体各个部位的出血。

1. 用敷料（洁净的毛巾、三角巾）先盖住伤口，并用手在敷料上加压。

2. 用绷带（建议用弹力绷带）、三角巾，在敷料下端（选离心端）开始从远心端向近心端包扎（见图 12-1-10）。包扎经过覆盖伤口的敷料时，施以一定的压力，每一层绷带压住前一层绷带的2/3包扎。

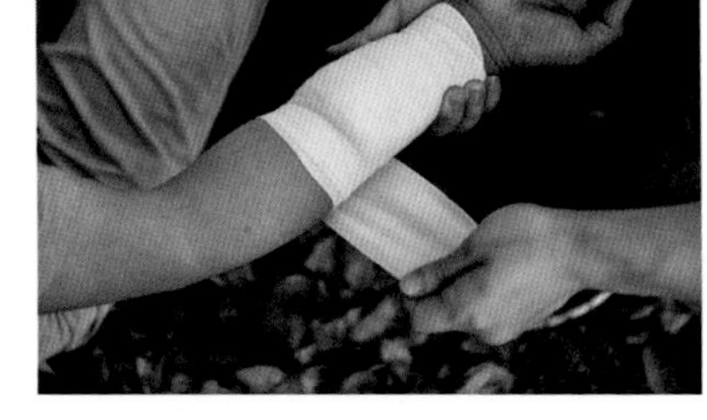

图 12-1-10

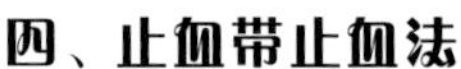

四、止血带止血法

止血带止血法适用于身体四肢大血管破裂，或伤口很大、出血量又多的伤病员。

（一）上肢止血带止血法

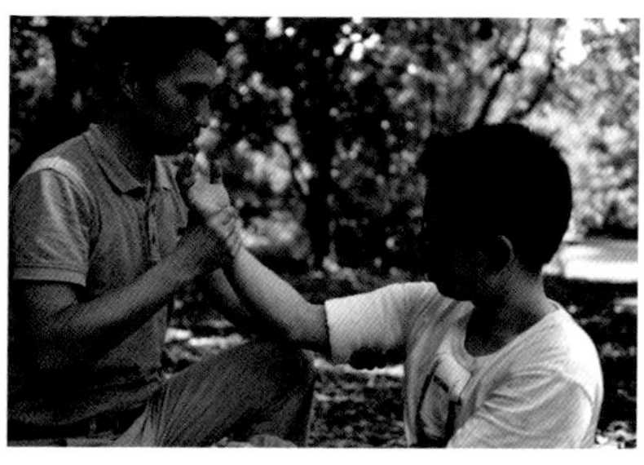
图 12-1-11

1. 在上臂上部（近肩膀处），避开上臂中段，用毛巾围裸露的上臂上部皮肤一圈（或用伤病员自己的厚衣服）作为衬垫。这样做的目的是防止止血带直接围绕在皮肤上，避免损伤皮肤（见图 12-1-11）。

2. 急救者用左手拇指、食指和中指抓住止血带的一端，平放结扎部位（见图 12-1-12）。

3. 用右手拉紧止血带缠绕肢体一圈，并缠绕压住止血带的一端（见图 12-1-13）。

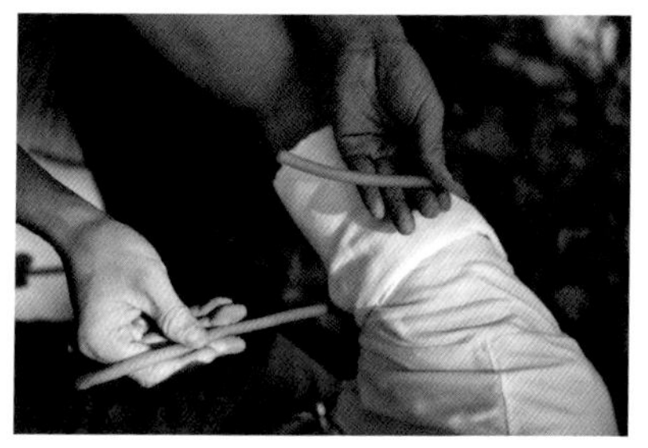
图 12-1-12

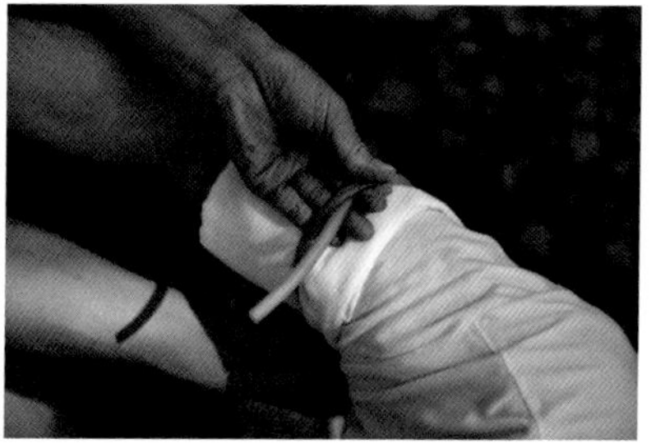
图 12-1-13

4. 然后再绕第二圈，并将止血带末端用左手食指和中指夹紧后向下拉出并固定（见图 12-1-14 和图 12-1-15）。

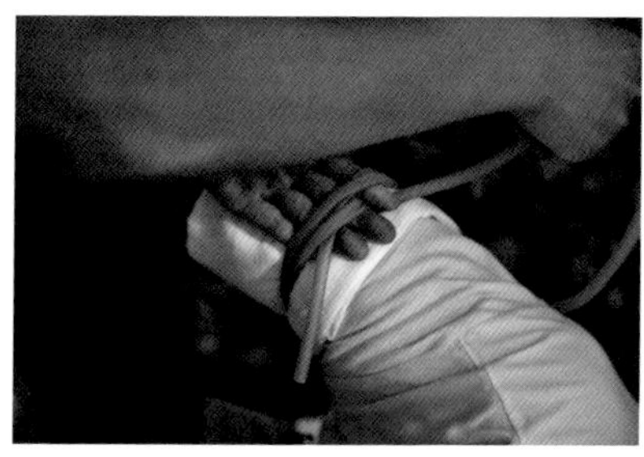
图 12-1-14

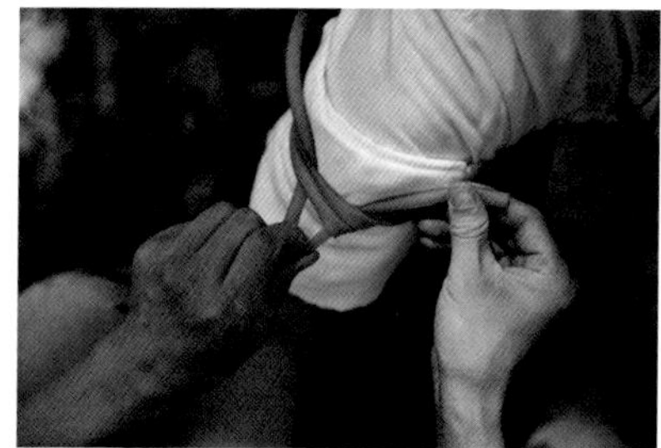
图 12-1-15

（二）下肢止血带止血法

当发现伤病员的下肢有喷射状或搏动性出血时，可用下肢止血带止血法。

1. 在大腿的中上部，用毛巾在裸露的大腿的中上部皮肤围一圈（或用伤病员自己的厚衣服）作为衬垫。

2. 急救者用左手拇指、食指和中指抓住止血带的一端。

3. 右手拉紧止血带缠绕肢体一圈，并缠绕压住止血带的一端。

4. 然后再绕第二圈和第三圈（在止血带足够长的情况下），并将止血带末端用左手食指和中指夹紧后向下拉出并固定。

5. 缠绕方法同上臂止血带。

注意事项

1.当上肢出血时，上止血带的位置是在上臂的上部，要避开上臂中段，因为中段有桡神经，桡神经损伤会影响手的功能。而下肢出血时，上止血带的位置则在大腿的中上部。

2.上止血带的位置要有衬垫（要垫软的东西。原则上，止血带不能直接上在皮肤上），松紧以出血停止或出血明显减少为宜。如果没有可用护垫可以忽略不用，直接上止血带，不能因找护垫而延误止血时间。

3.记录上止血带的时间，每隔30～60分钟要放松1～2分钟。

4.在放松止血带期间，要用直接压迫法等止血，以减少出血。

5.止血带结扎原则上应由接受过专业培训的人员完成。

6.当你无法找到上止血带的理想位置，可以在伤口上方5～10cm处扎止血带。

五、绞棒式止血法

1. 将三角巾、围巾或衣服等折叠成带状或直接用带状的领带、鞋带做成布料带。

2. 在上臂的上段或大腿中上段垫好衬垫（如伤病员上止血带的位置无衣裤或衣裤较薄时），见图12-1-16。

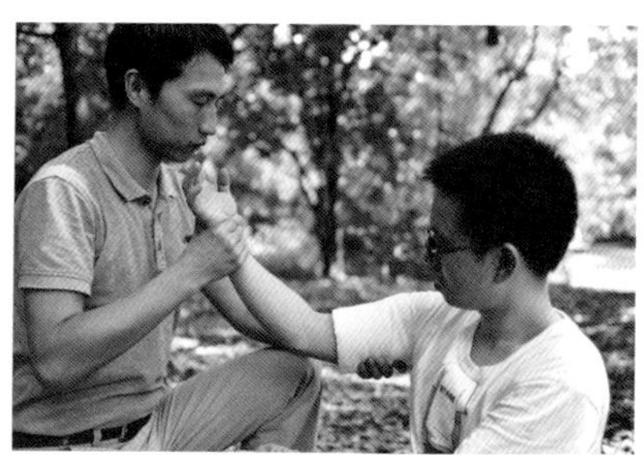

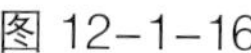
图 12-1-16

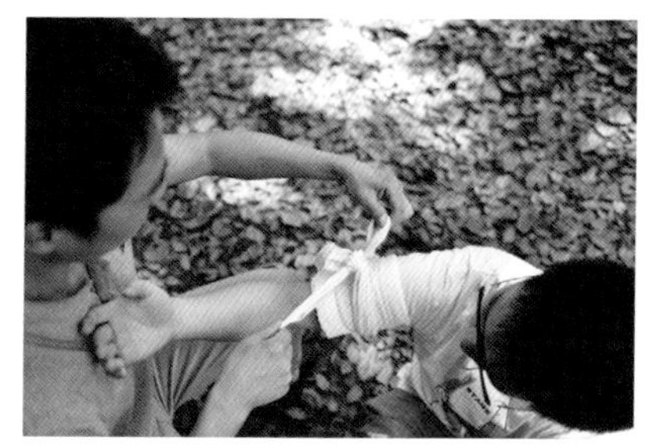

图 12-1-17

3. 用做好的布料带在衬垫上绕肢体一周，两端向前拉紧，打个活结（见图 12-1-17）。

4. 取绞棒（木棍、竹棍、笔、汤勺等）插在布料带的外圈内，提起绞棒朝一个方向绞（见图 12-1-18），直到出血部位的出血减少或消失时停止绞动，将绞棒一端插入活结小圈内固定（见图 12-1-19 和图 12-1-20）。

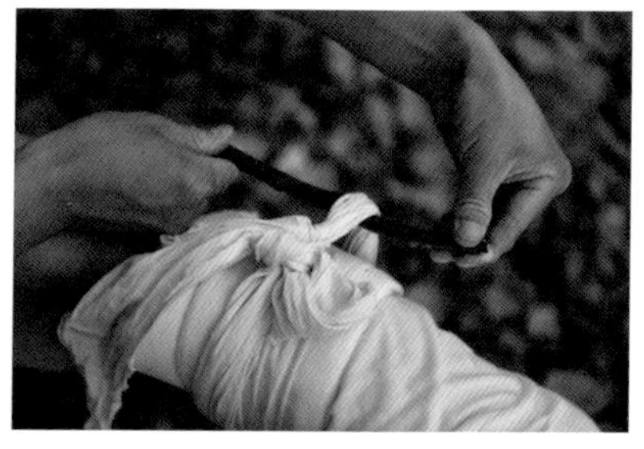

图 12-1-18

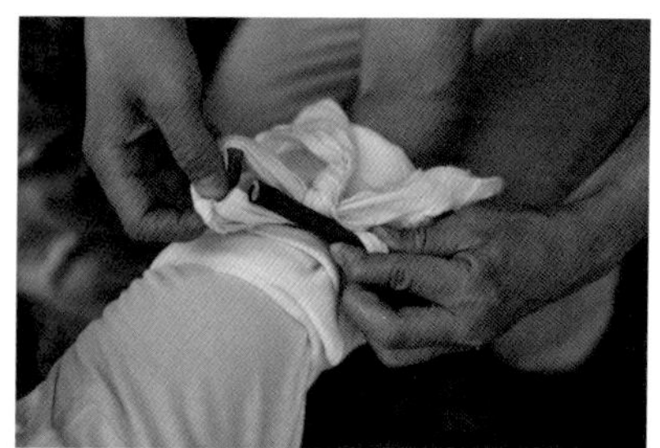

图 12-1-19

5. 最后记录绞棒止血带的安放时间（见图 12-1-21）。

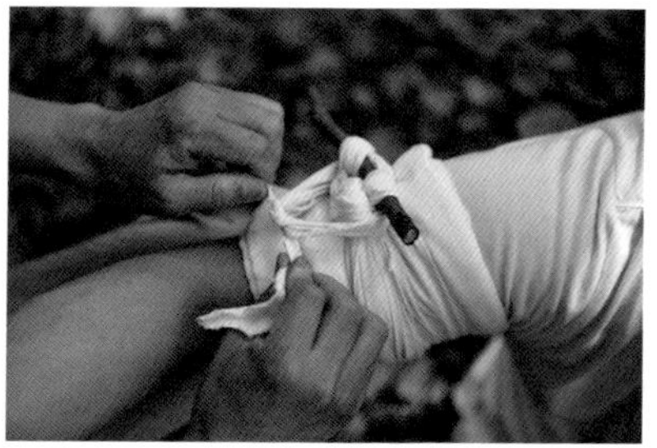

图 12-1-20

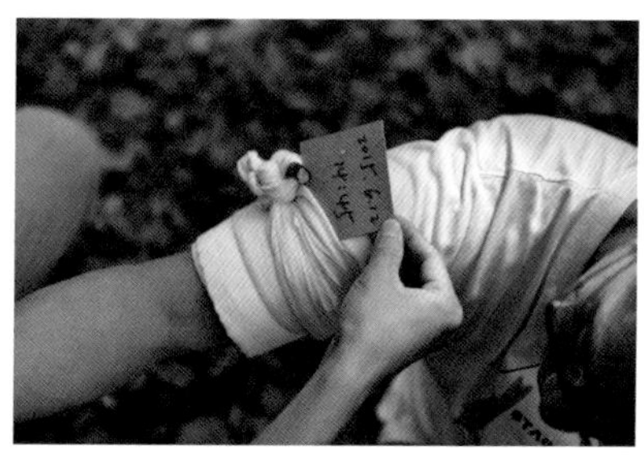

图 12-1-21

注意事项

1.绞棒式止血法原则上不推荐使用，只在没有止血带的紧急情况下临时和短时间使用。因为没有止血带，往往会找鞋带、领带或三角巾等布料来作为止血带，这些布料没有弹性，需要绞紧以达到止血的目的。但是过紧又会造成肢体损伤或缺血坏死，因此只可短时间应用。禁止把铁丝、电线等当作止血带使用。

2.在以上的步骤4中，如果不知如何固定绞棒一端，你可以再用一根带子绑住或用手扶住，防止绞带松垮而失去止血作用。

第二节　打平结技术

平结的优点是非常牢固，不会轻易滑脱且易于解开。因此，急救中的打结都采用此方法。平结打成后，一侧较平，与伤病员接触时可以提高舒适性,所以在固定三角巾时,需要打平结。下面介绍操作方法。

1. 带子两端交叉(左压右)，将带子左端从右端下面绕过，见图12-2-1和图12-2-2。

2. 将提起的两端交叉，右手端压左手端(右压左)，见图12-2-3。

3. 拉紧两端打成结，见图12-2-4。

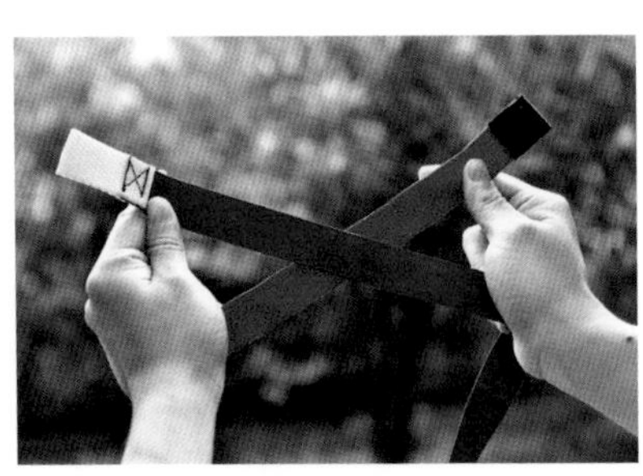

图 12-2-1

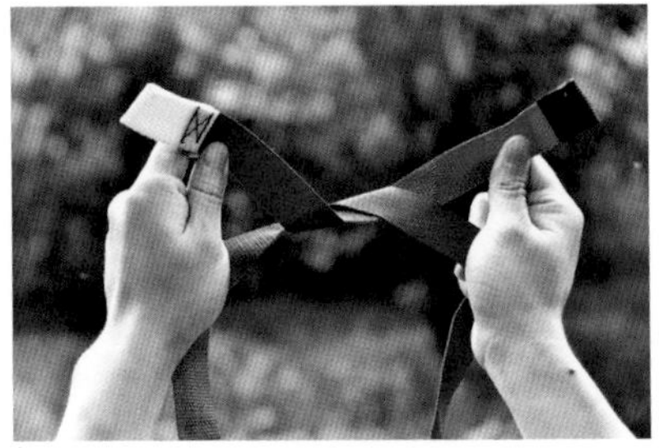

图 12-2-2

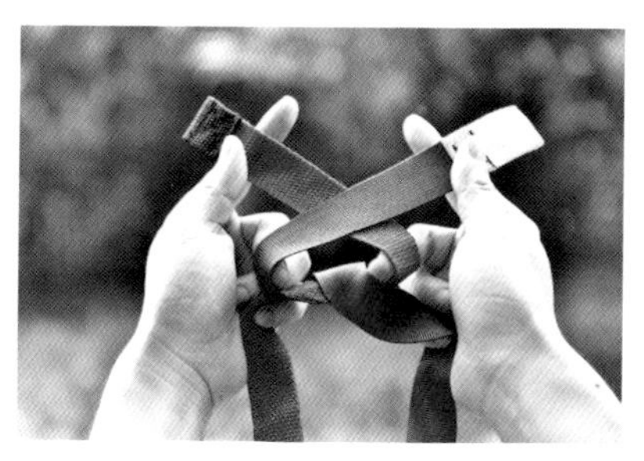

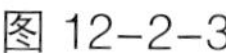

图 12-2-3

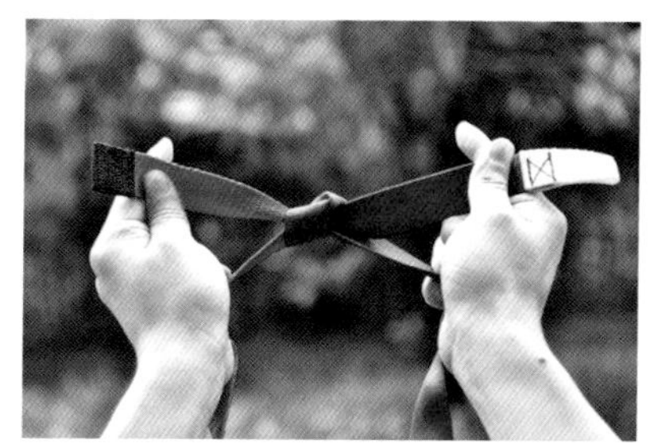

图 12-2-4

注意事项

避免将结直接打在伤口处。

第三节　包扎技术

一、头部包扎

（一）三角巾帽式包扎法

1. 用干净的敷料（纱布或毛巾）压迫头部出血部位进行压迫止血（见图 12-3-1）。

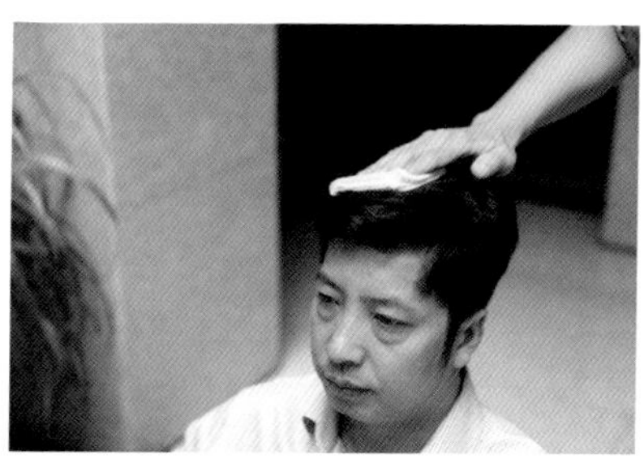

图 12-3-1

2. 将三角巾铺平，将底边叠成两指宽。

3. 将叠好的三角巾的底边与伤病员前额和眉毛齐平（见图 12-3-2），三角巾的顶角朝伤病员后脑勺方向。

4. 两手拉三角巾底边沿耳廓上方往后，当到达后脑勺（枕骨）时，将底边交叉并压住顶角（见图 12-3-3）。

5. 两底边绕回前额齐眉处打结（见图 12-3-4）。

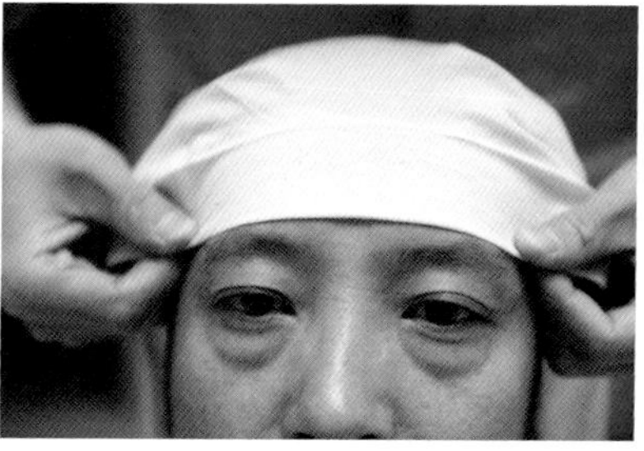

图 12-3-2

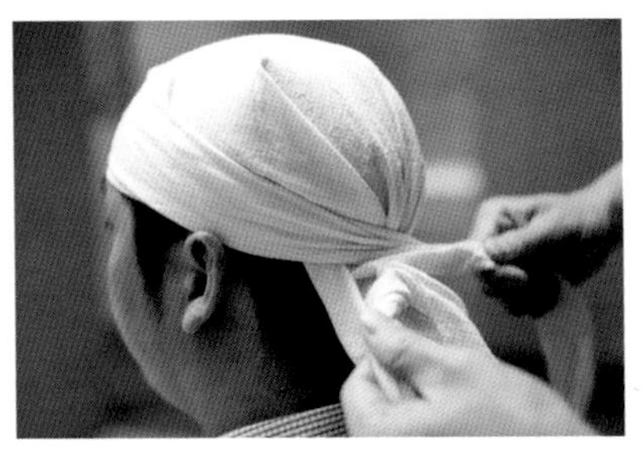

图 12-3-3

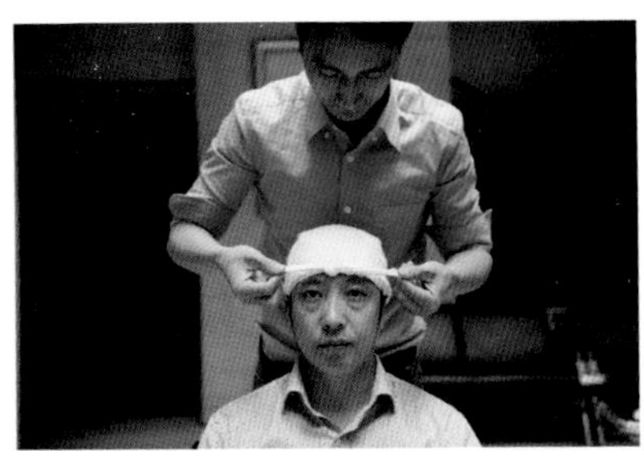

图 12-3-4

6. 用一只手抵住头部出血部位的敷料，用另一只手拉紧顶角往后下到交叉处反折后塞入交叉处（见图 12-3-5）。

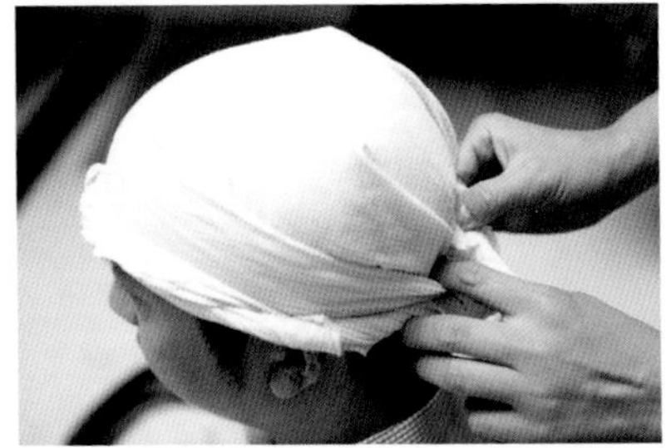

图 12-3-5

（二）头部弹力帽包扎法

1. 用干净敷料（纱布或毛巾）盖住伤口。

2. 用一只手固定弹力帽顶端展开，当到达伤病员下颌时，用另一只手下拉弹力帽，使帽体全部罩住头部，将弹力帽拉环固定于伤病员下巴（见图 12-3-6）。

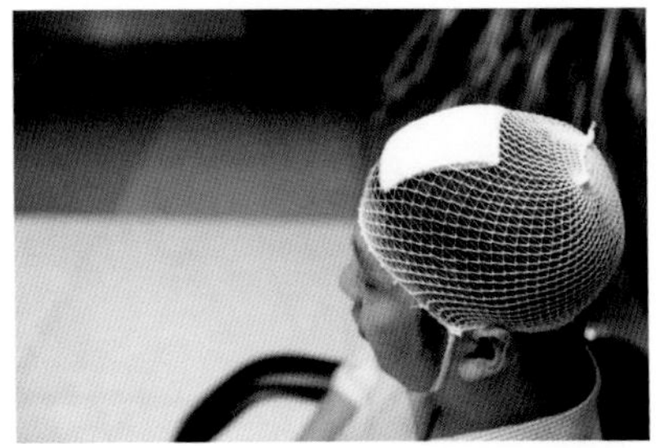

图 12-3-6

二、眼部包扎法

（一）单眼包扎法

1. 先用干净敷料轻压伤处。

2. 将三角巾折成约 4 指宽，2/3 长度斜放于伤眼敷料上（见图 12-3-7）。

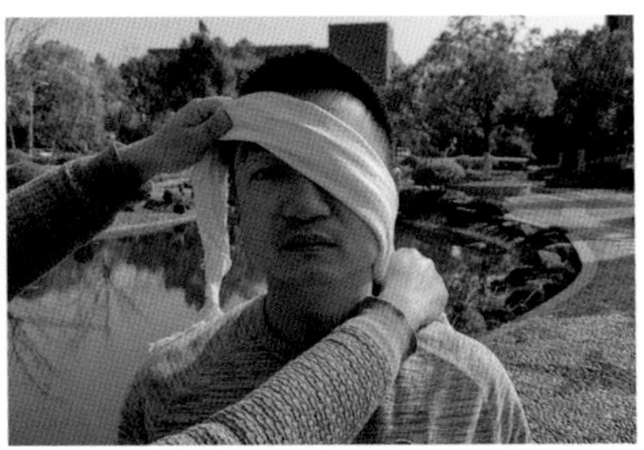

图 12-3-7

3. 将三角巾长边沿耳下向后绕过后脑勺到达额前（见图 12-3-8）。

4. 三角巾绕到前额的一边将另一边压住，被压住的一边再反折向后（见图 12-3-9）。

5. 三角巾两边分别绕过前额固定于头后部（见图 12-3-10）。

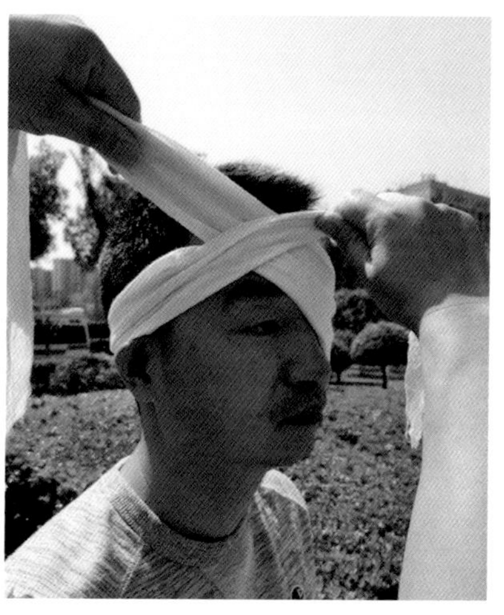

图 12-3-8

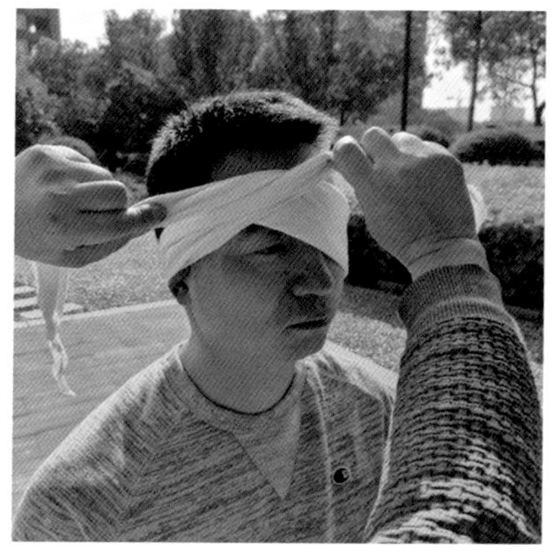

图 12-3-9

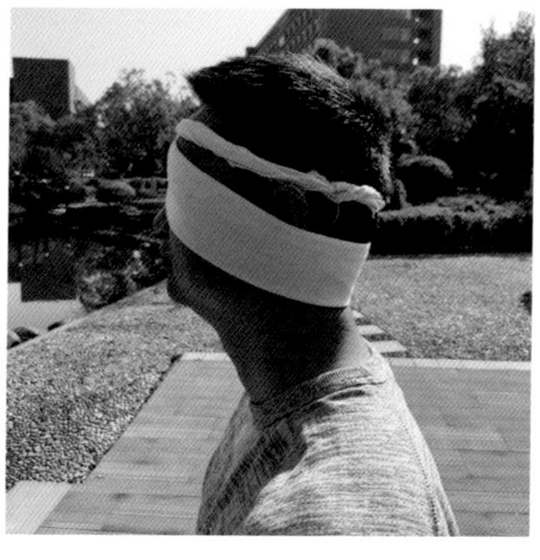

图 12-3-10

（二）双眼包扎法

1. 先用无菌敷料轻压伤处。

2. 将三角巾折成约 4 指宽，将中点放在后脑勺下方（见图 12-3-11）。

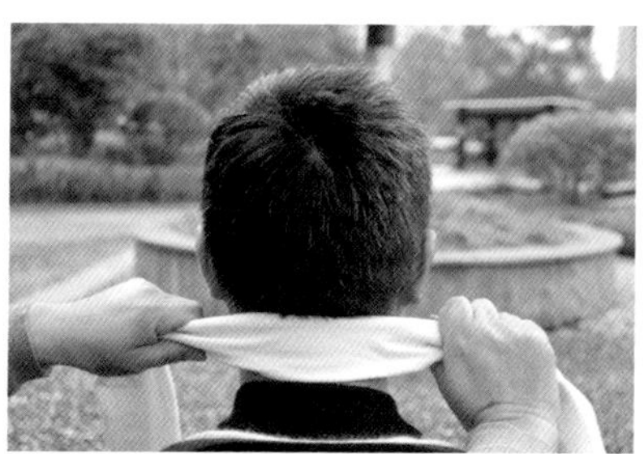

图 12-3-11

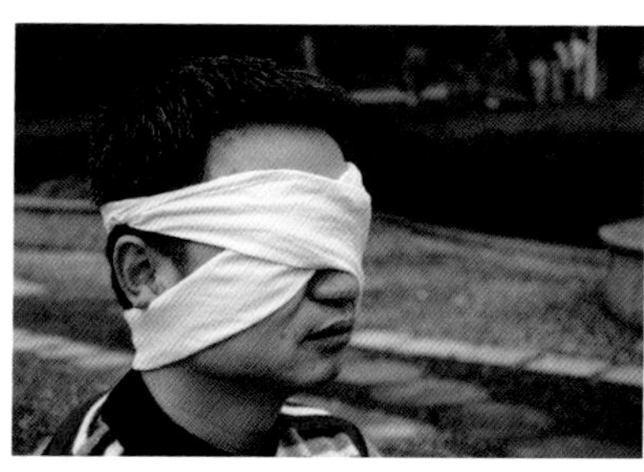

图 12-3-12

3. 三角巾两边分别向前绕过耳朵下方，至伤眼处压住敷料并交叉（见图12-3-12）。

4. 注意露出鼻子，三角巾交叉后绕过前额和耳朵，固定于头后部（见图12-3-13）。

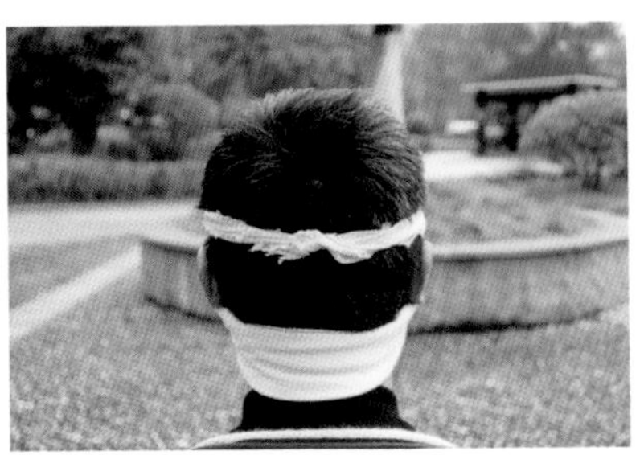

图 12-3-13

三、肩膀包扎法

（一）单肩三角巾包扎法

1. 当发现伤病员一侧肩膀有伤口时，先将干净的敷料压于受伤处。

2. 将三角巾折成燕尾式，夹角约为90°，大片压住小片（见图12-3-14）。

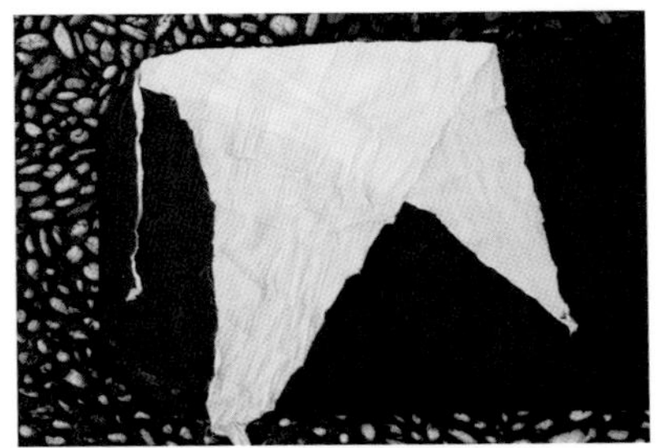

图 12-3-14

3. 将大片放背后，小片在胸前，放于肩上，三角巾的夹角对着伤侧颈部（见图12-3-15）。

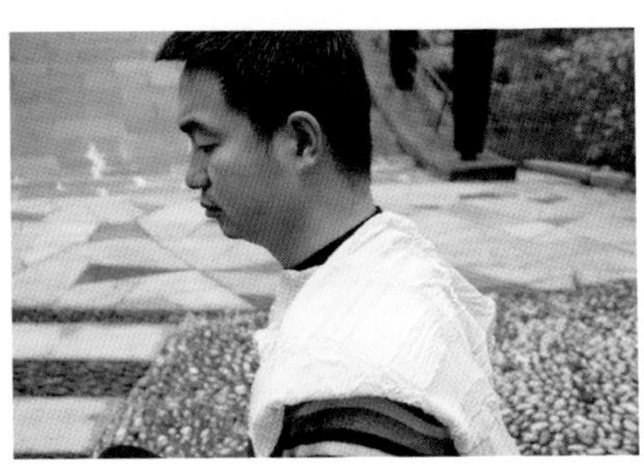

图 12-3-15

4. 燕尾底边两角包绕上臂上部并绕腋下2～3圈固定（见图12-3-16）。

5. 拉紧两燕尾角，分别经胸、背部至对侧腋前或腋后线处打结（见图12-3-17）。

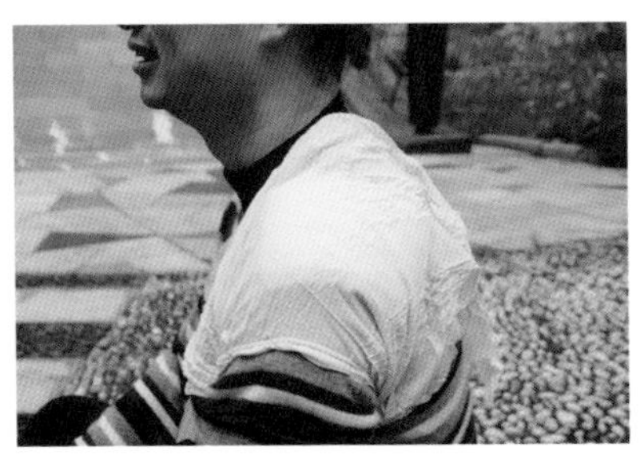

图 12-3-16

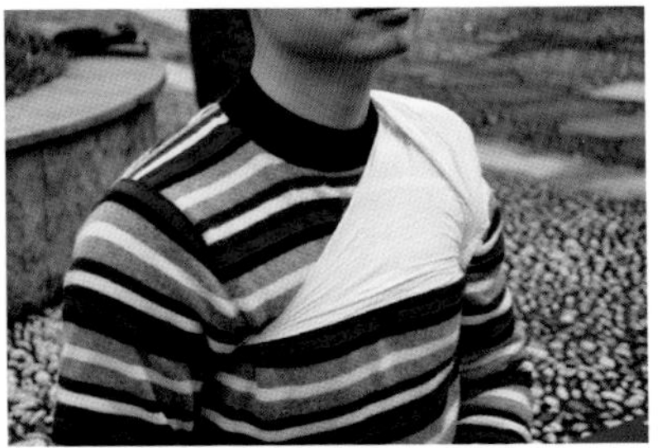

图 12-3-17

（二）双肩三角巾包扎法

1. 若发现伤病员两侧肩膀均有伤口，则先将干净的敷料压于受伤处进行压迫止血（见图12–3–18）。

2. 将三角巾对折成燕尾式，两燕尾角相等，燕尾夹角约为120°（见图12–3–19）。

3. 将两燕尾披在双肩上，燕尾夹角朝上对准头颈后部正中位置（见图12–3–20）。

4. 燕尾过肩后，急救者将三角巾底边朝里折叠并抓住底边一角（往往是右侧底边），用另一只手抓住过肩的燕尾角到达腋下与底边一角打结，再按此法将左边底边一角与右燕尾打结（见图12–3–21）。

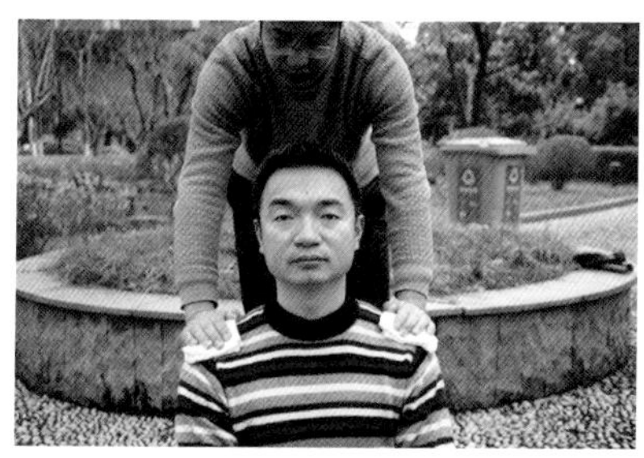

图 12–3–18

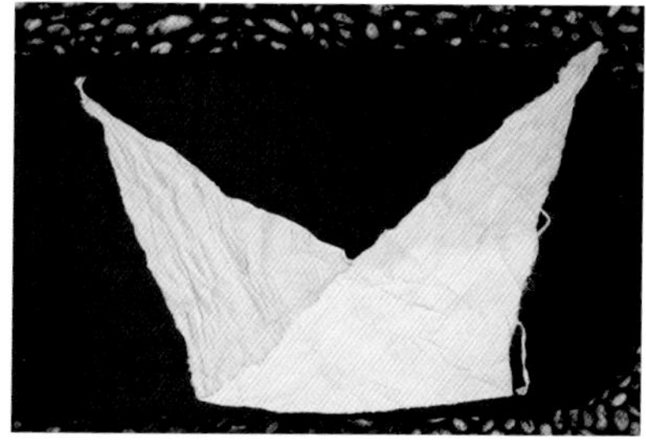

图 12–3–19

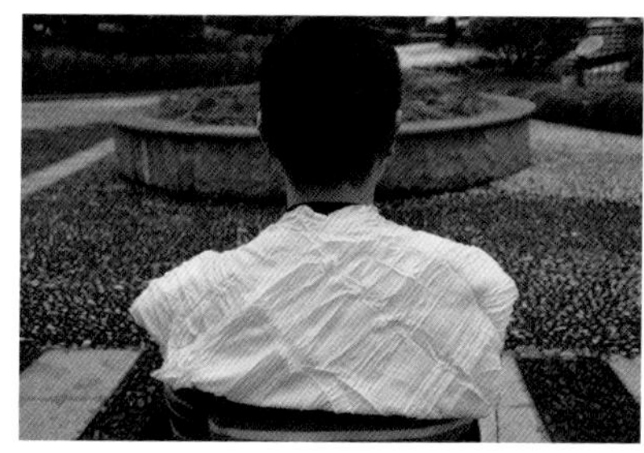

图 12–3–20

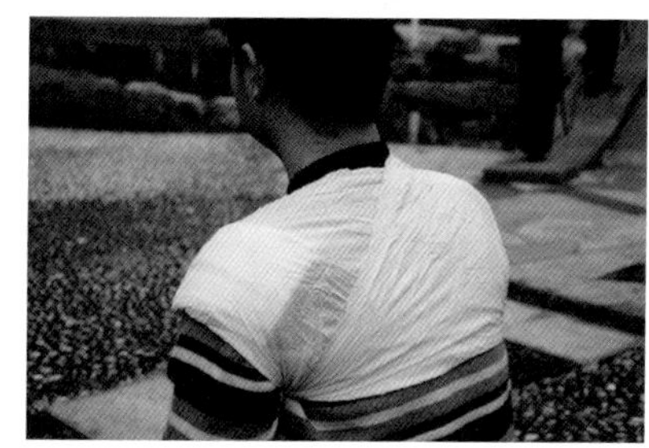

图 12–3–21

四、胸背部包扎法

1. 当发现伤病员胸前有伤口时，先将干净的敷料压于受伤处（见图12–3–22）。

2. 将三角巾交叉对折成燕尾式，两燕尾角相等，夹角约为100°（见

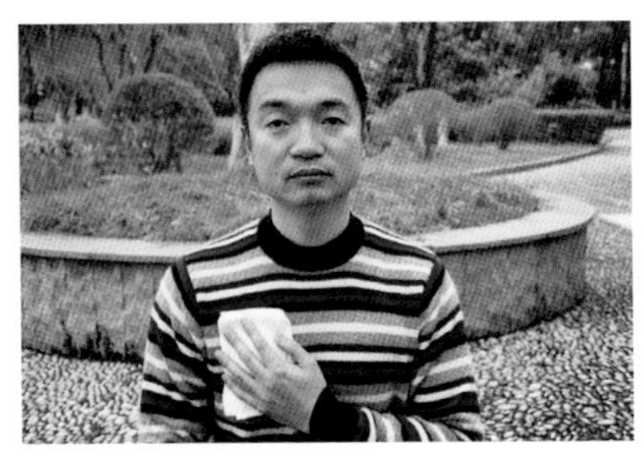

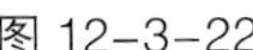
图 12-3-22

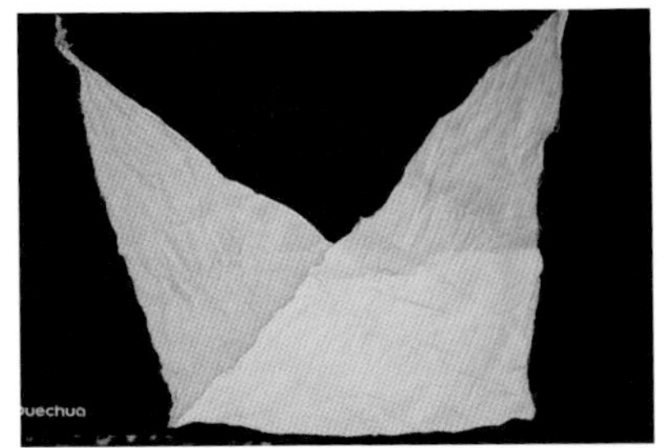

图 12-3-23

图 12-3-23）。

3. 将燕尾放于胸前，夹角对准胸骨正上方（见图 12-3-24）。

4. 两燕尾角过肩于背后（见图 12-3-25）。

5. 将燕尾顶角系带，围胸与底边在背后打结（见图 12-3-26）。

6. 将一燕尾角系带拉紧绕横带后上提，再与另一燕尾角打结（见图 12-3-27）。

注：在背部包扎时，把燕尾巾调到背部即可。

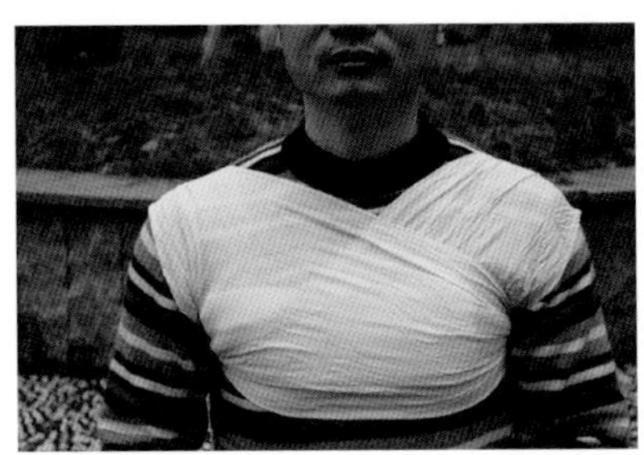

图 12-3-24

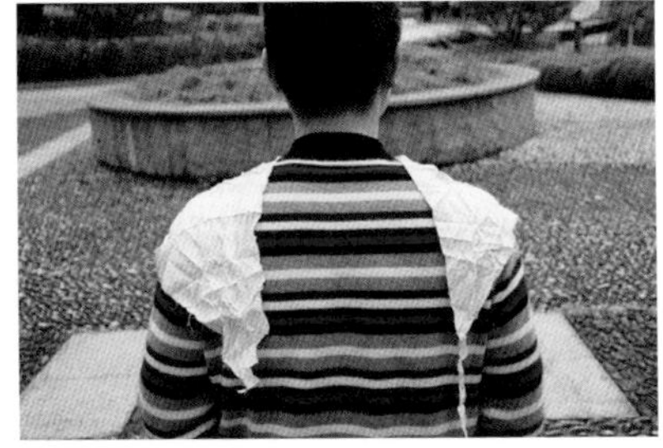

图 12-3-25

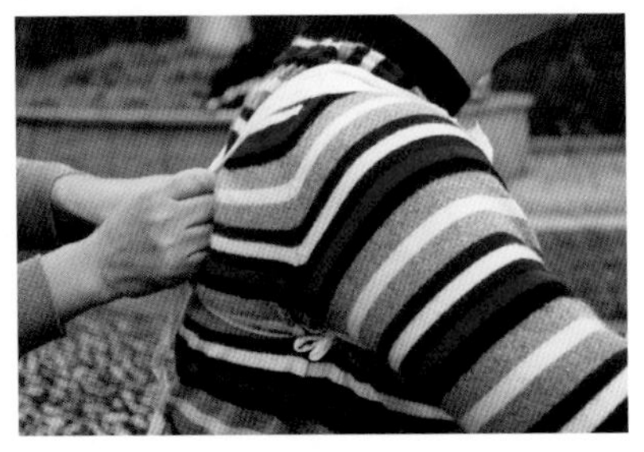

图 12-3-26

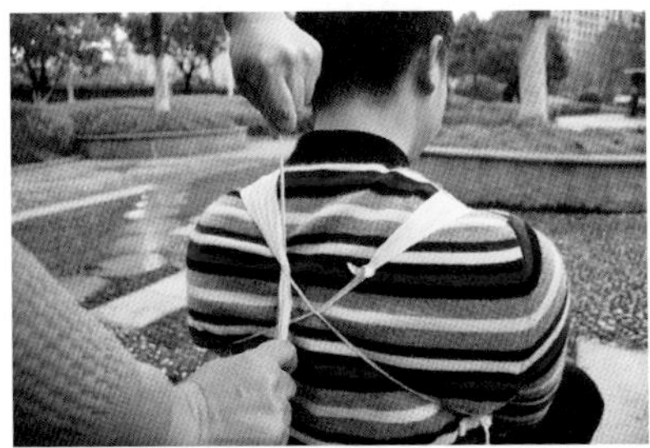

图 12-3-27

五、腹部包扎法

1. 当发现伤病员腹部有伤口但无内脏外溢时，立即将干净的敷料压于受伤处(见图 12–3–28)。

2. 将三角巾底边向上，顶角向下，横放于腹部(见图 12–3–29)。

3. 两底角围绕到腰部后打结(见图 12–3–30)。

4. 在两腿间垫入软垫(如纱布) 保护会阴，顶角由两腿间拉向后面与两底角连结处打结(见图 12–3–31)。

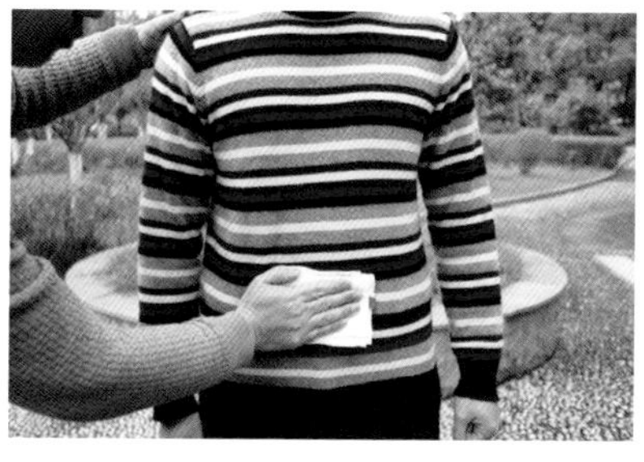

图 12–3–28

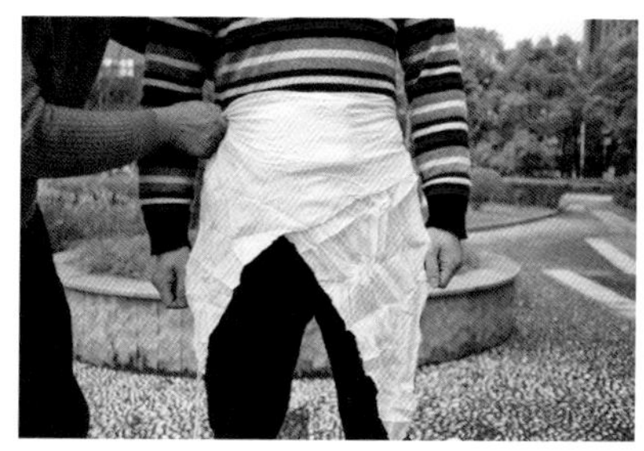

图 12–3–29

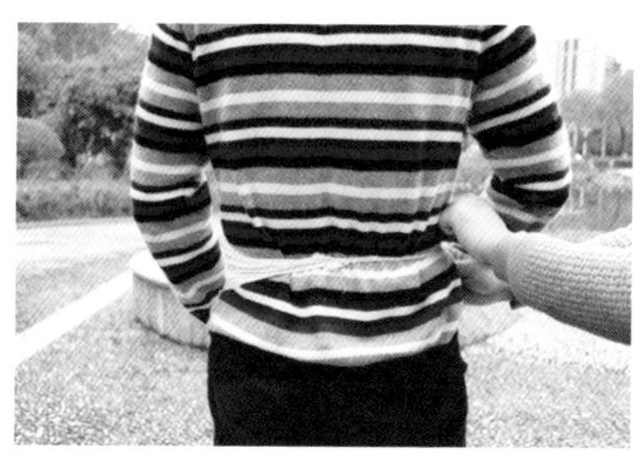

图 12–3–30

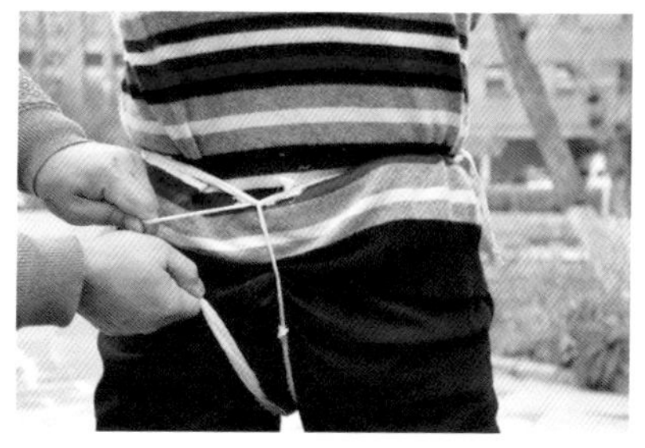

图 12–3–31

六、单侧臀部包扎法

1. 当发现伤病员单侧臀部有伤口时，先将干净的敷料压于受伤处(见图 12–3–32)。

2. 将三角巾折叠成燕尾式，夹角约为 60°（见图 12–3–33)。

3. 将燕尾夹角朝下对准外侧裤线，伤侧臀部的燕尾大片压住前面的燕尾小片(见图 12–3–34)。

4. 顶角与底边中央分别过腹腰部到对侧打结 (见图 12–3–35)。

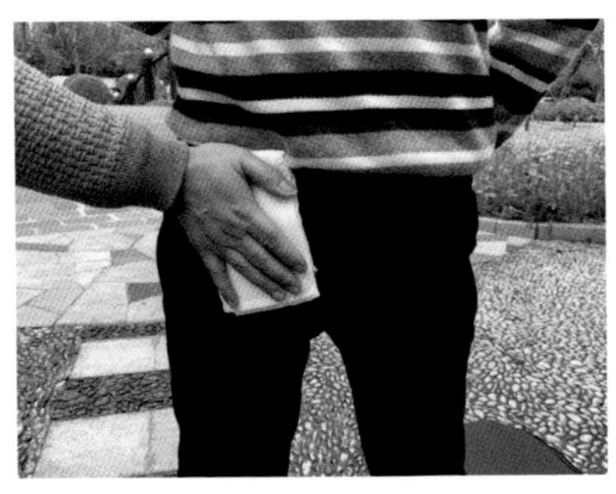

图 12-3-32

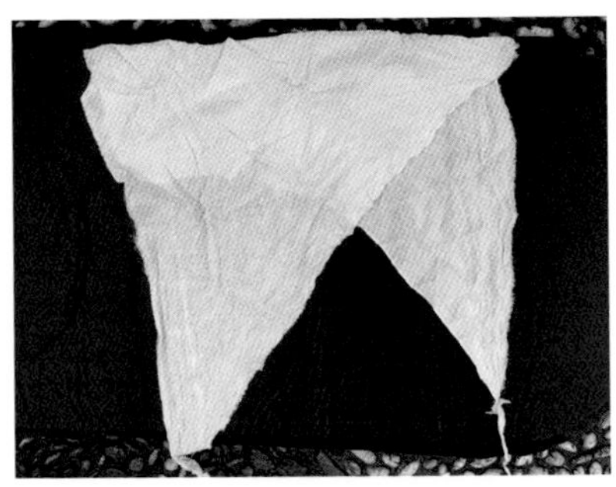

图 12-3-33

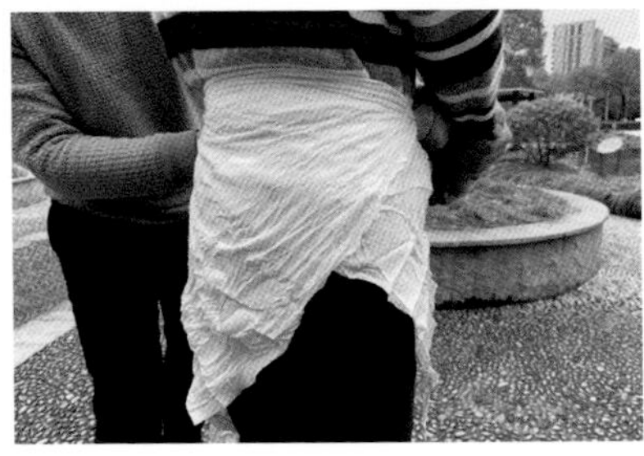

图 12-3-34

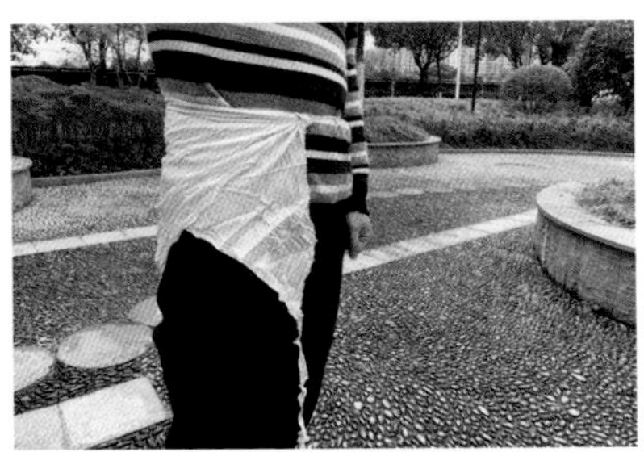

图 12-3-35

5. 两底角包绕伤侧大腿根部打结（见图12-3-36）。

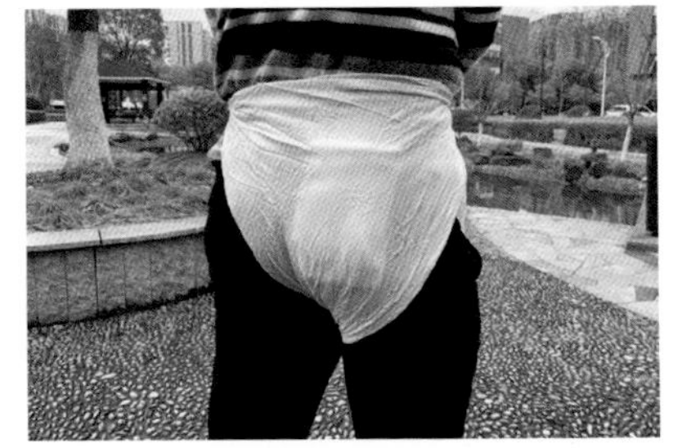

图 12-3-36

第四节　固定技术

一、四肢骨折固定术

（一）上臂骨折（肘部可弯曲）

1. 让伤病员坐下，将受伤一侧的手臂轻轻放在胸前，并用未受伤的手托着受伤的手臂。

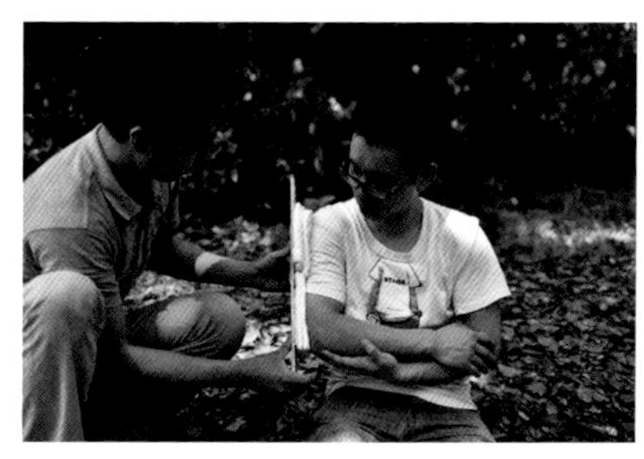

图 12-4-1

2. 取一夹板，夹板的长度超过肩关节和肘关节，放置于伤病员受伤上臂的外侧（见图12-4-1）。

3. 在肩、肘关节放软垫。

4. 用绷带或布条将夹板与上臂固定，先固定骨折断端下方（肘关节稍上），再固定骨折断端上方（肩关节稍下），见图12-4-2。

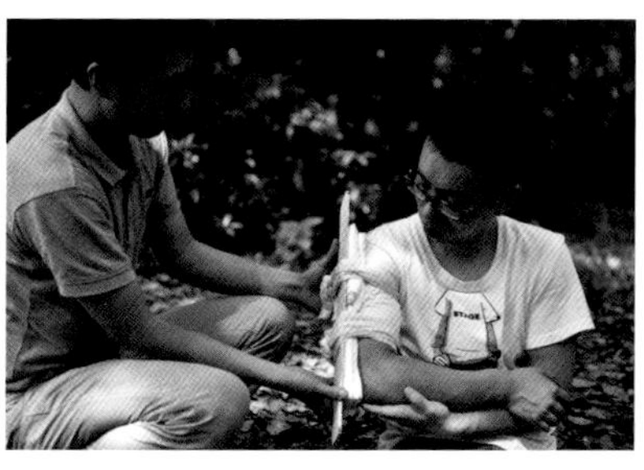

图 12-4-2

5. 放一软垫于受伤侧的腋下，将受伤的手臂以 90° 角曲肘固定于在胸前，防止手臂晃动。

6. 再用长条绷带或布条将受伤的手臂悬吊在胸前，与胸固定（见图12-4-3和图12-4-4）。

7. 露出全部手指，检查手指皮肤的颜色及能否活动，每隔10分钟重复检查一次。

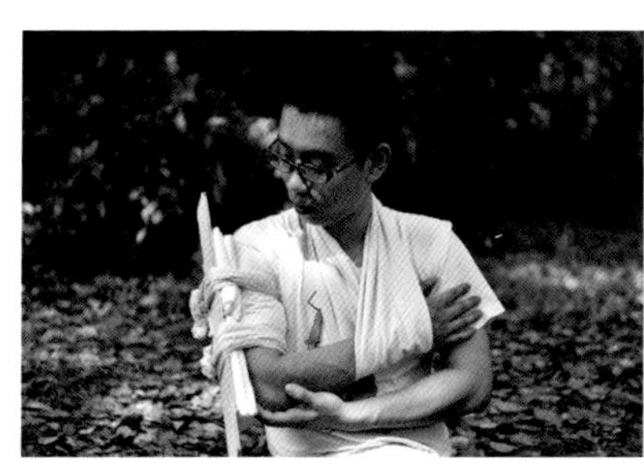

图 12-4-3

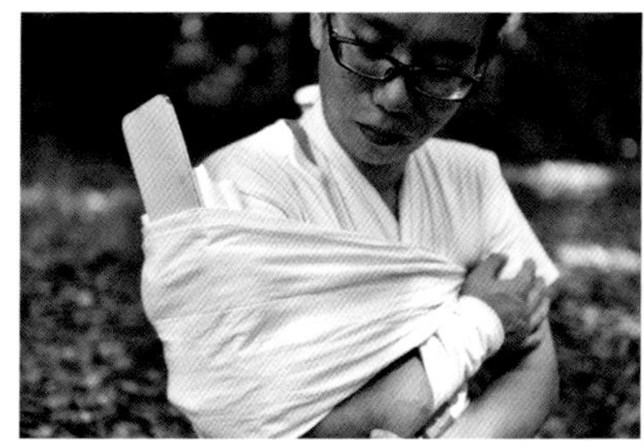

图 12-4-4

（二）前臂骨折（肘部可以屈曲）

1. 让伤病员坐下，将受伤侧的手臂轻轻放在胸前，手臂角度约呈90°，并用未受伤的手托着受伤的手臂。

2. 取一夹板，夹板的长度超过肘关节和腕关节，放置于伤病员受伤前臂的外侧。

3. 在肘关节和腕关节处放软垫（见图 12-4-5），主要用于减轻或防止骨头突出部位与硬板压迫受伤疼痛。

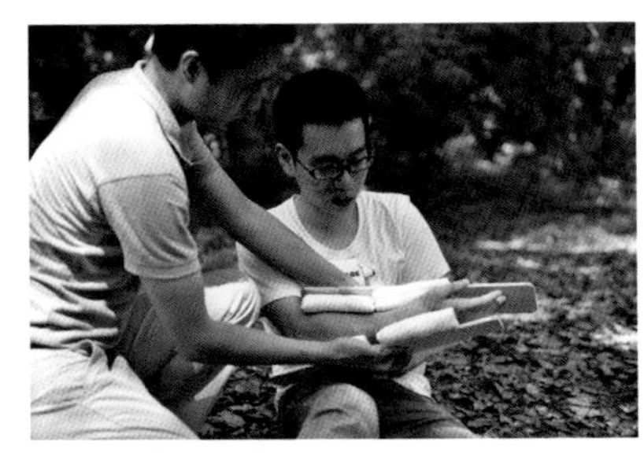

图 12-4-5

4. 用绷带将夹板与前臂固定，先固定骨折断端下方（腕关节附近），再固定骨折断端上方（肘关节附近），见图 12-4-6 和图 12-4-7。

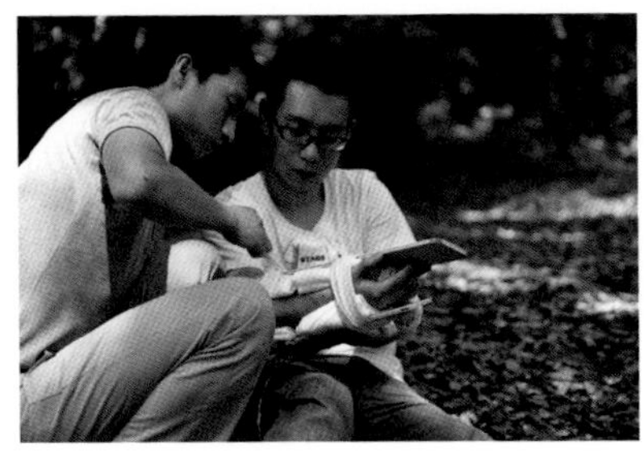

图 12-4-6

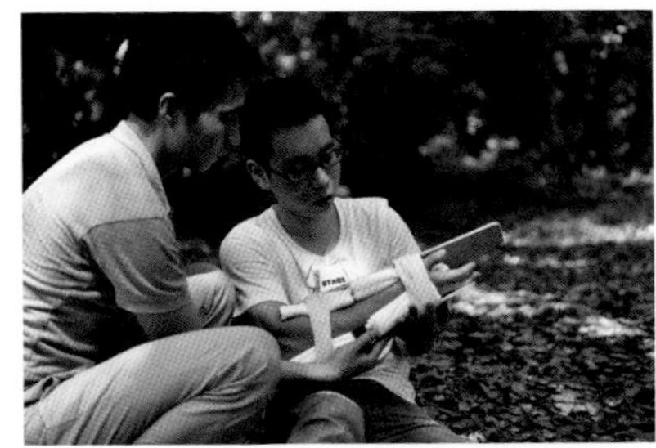

图 12-4-7

5. 再用一绷带将受伤的手臂以 90° 角曲肘悬吊于胸前，防止手臂晃动（见图 12-4-8）。

6. 露出全部手指，检查手指皮肤的颜色及能否活动，每隔 10 分钟重复检查一次。

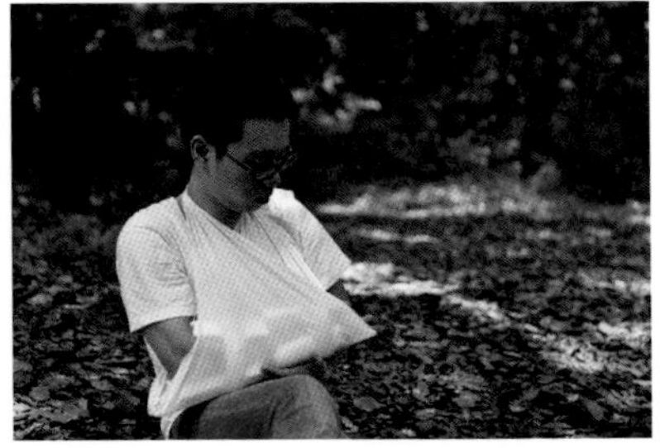

图 12-4-8

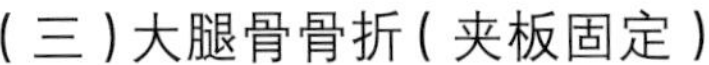

（三）大腿骨骨折（夹板固定）

1. 让伤病员躺下，协助其固定及支撑受伤侧大腿。

2. 握住受伤侧脚跟，将其沿着身体纵轴方向轻轻用力向下牵拉（见图 12-4-9）。

3. 用两块夹板，将一块长夹板放置于受伤大腿外侧从腋窝下直到脚跟（脚踝），将一块短夹板放置于大腿内侧到脚根(脚踝)。

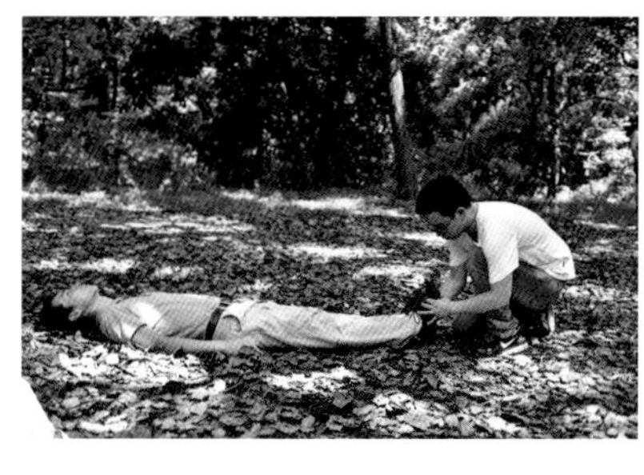

图 12-4-9

4. 在腋窝下、膝关节、踝关节处放软垫，夹板与身体空隙处用柔软物(如毛巾等)填实。

5. 用七条绷带固定。利用人体自然空间(腰、膝、足踝下等)滑入7条绷带（见图12-4-10）。

6. 先固定骨折上下两端。

7. 再固定腋下、腰部、髋部、小腿及脚跟（脚踝），打结固定于外侧长夹板上（见图12-4-11）。

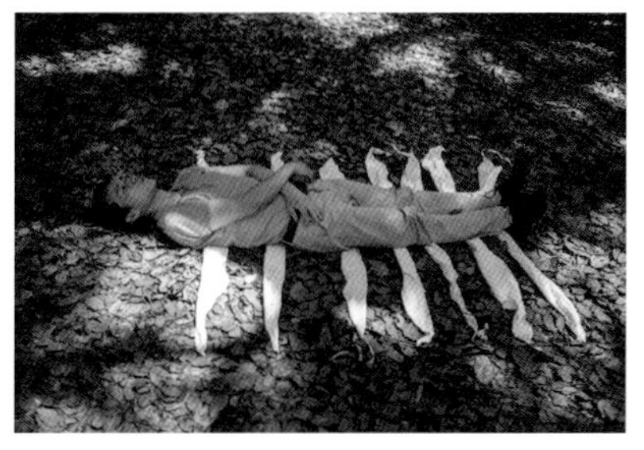

图 12-4-10

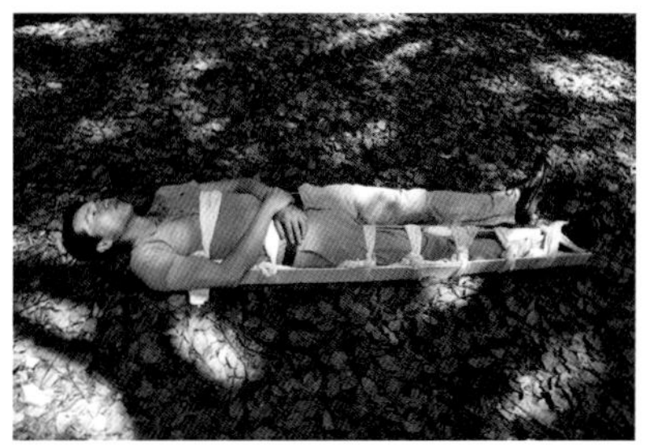

图 12-4-11

8. 将一根绷带放置于脚底处，两头分别环绕到足背处打交叉，再经过足跟后部绕回至足背打结（以“8”字形结扎法，见图12-4-12）。打好的结看似“8”字，故称“8”字形结扎法。

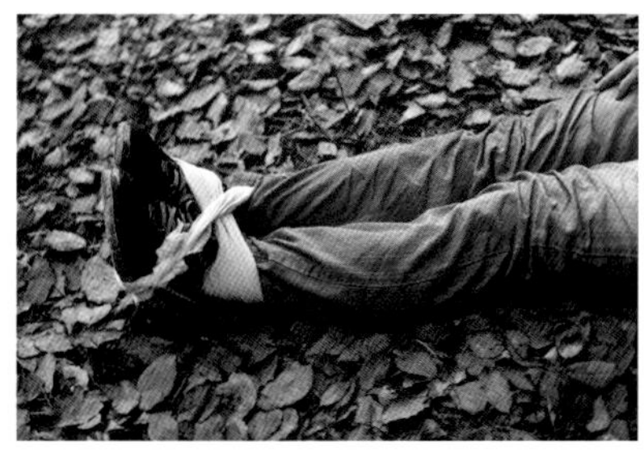

图 12-4-12

9. 露出全部脚趾，检查脚趾的皮肤颜色及能否活动，每隔10分钟重复检查一次。

（四）小腿骨折（夹板固定）

1. 让伤病员躺下，协助其固定及支撑受伤侧小腿。

2. 握住伤肢脚跟，将其沿着身体纵轴方向轻轻用力向下（脚跟方向）牵拉。

3. 将一块长夹板放在受伤小腿的外侧（从大腿根部外侧到脚跟），将另一块夹板放在受伤小腿的内侧（从大腿内侧到脚跟）。

4. 在膝关节、脚后根关节（踝关节）骨突处放置软垫，空隙用柔软物填实。

5. 用5条绷带固定，利用人体自然空间（膝、足踝下等）滑入5条绷带。

6. 先固定骨折上下两端。

7. 再固定大腿根部、小腿及脚跟（脚踝），打结固定于外侧长夹板上。

8. 用“8”字形结扎法固定双足（见第129页）。

9. 露出全部脚趾，检查脚趾的皮肤颜色及能否活动，每隔10分钟重复检查一次。

（五）小腿骨折（健侧固定）

1. 让伤病员躺下，协助其固定及支撑受伤侧小腿。

2. 把未受伤的小腿（健侧小腿）放在受伤侧小腿旁，握住伤肢脚跟，将其沿着身体纵轴方向轻轻用力向下牵拉（见图12-4-13）。

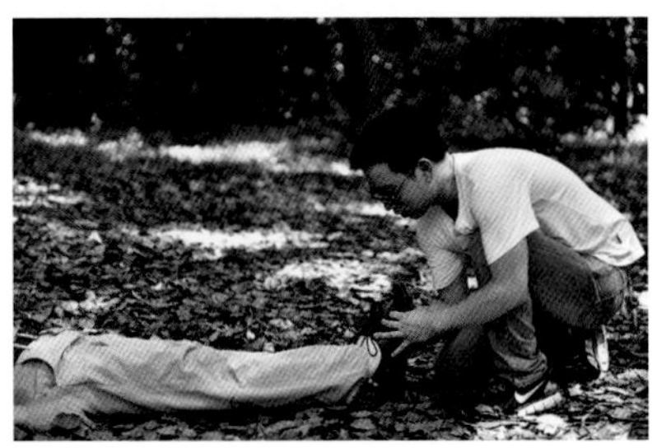

图 12-4-13

3. 在膝关节、脚后根关节（踝关节）骨突处放置软垫，空隙用柔软物填实（如果找不到软垫，则可以跳过此步骤）。

4. 用5条绷带固定，利用人体自然空间（膝、足踝下等）滑入5条绷带。

5. 将受伤侧肢体与未受伤侧肢体（健侧）一起固定，先固定骨折上下两端。

6. 再固定大腿根部、小腿及脚跟（脚踝），打结在未受伤肢体侧（见

图12-4-14）。

7. 以“8”字形结扎法固定双足（见图12-4-15）。

8. 露出全部脚趾，检查脚趾的皮肤颜色及能否活动，每隔10分钟重复检查一次。

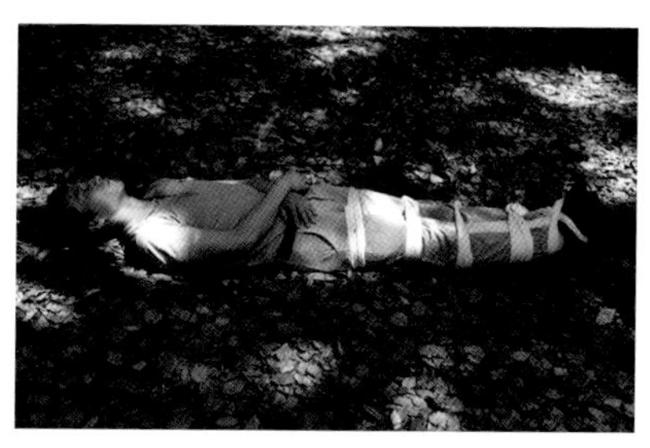

图 12-4-14

二、脊柱骨折的固定

1. 检查伤病员的神志、呼吸。

2. 如果伤病员清醒，则安慰他并叫他不要动。

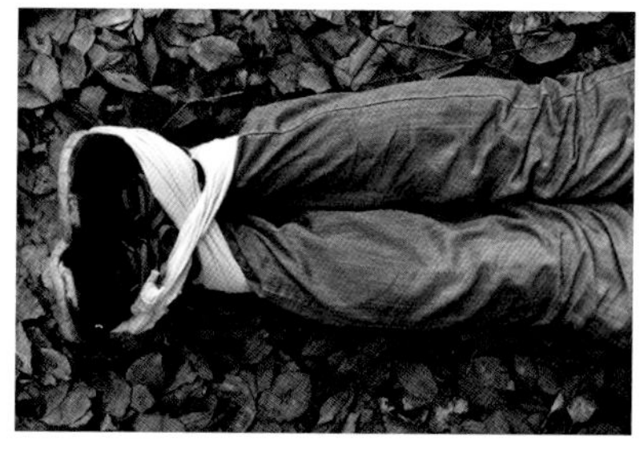

图 12-4-15

3. 徒手固定。如果伤病员仰卧，则第一名急救者双膝跪在伤病员头顶位置，并与伤病员身体呈一条直线，先固定自己双手肘部（放在自己的大腿或地上），然后将双手掌放在伤病员的头部两侧，拇指按压其额部，食指和中指张开固定伤病员的面颊，无名指与小指放在伤病员的耳下，不要盖住耳朵。第二名急救者将手放在伤病员身体的正中线，协助第一名急救者使伤病员的头颈位于身体正中线（也就是伤病员的耳垂与肩膀齐平）。

4. 自制颈托固定。将两个沙袋或米袋分别放置在头部两侧，并用绷带跨越额部绑紧两个沙袋与头部，将头颈固定（有条件者可以用专用固定设备、头部固定器和脊柱固定板固定）。

5. 整体侧翻。第一名急救者固定伤病员的头肩部，第二名急救者固定伤病员的肩部和骨盆，第三名急救者固定伤病员的腰部和双下肢，使伤病员的头、颈、肩、腰、骨盆、双下肢保持在同一条直线上（与身体长轴一致）。听第一名急救者的指挥（喊口令）“1，2，3”，同时进行侧翻。第四名急救者将脊柱板（或平木板）紧贴伤病员，前三名急救员同时放平脊柱板（或平木板）并将伤病员平移到脊柱板（或平木板）正中。

6. 用卷起的毛巾、浴巾或其他物品支持伤病员的头肩。

7. 用5条固定带固定。从双肩开始，用绷带或布条将伤病员胸部、腰部、骨盆、双下肢及脚跟固定在脊柱板（或平木板）上，其中脚跟处用“8”字形结扎法固定，以免运输途中晃动。

8. 如果伤病员俯卧，则维持原姿势施救。

注意事项

在接触伤病员时，需要从正面接触伤病员，切忌从伤病员的身后接触，以免伤病员扭头而导致再次损伤或病情加重；除非伤病员身处险境或不省人事，否则切勿随意移动，移动时尽可能用脊柱板（或平木板）。

三、骨盆骨折固定

1. 让伤病员仰卧，可让伤病员膝盖稍微弯曲用绷带固定，膝下垫软垫以减轻疼痛。

2. 用床单或浴巾固定骨盆，床单或浴巾从膝下穿过，急救者抓往床单或浴巾两侧沿伤病员大腿往上移动，直至到达伤病员臀部。

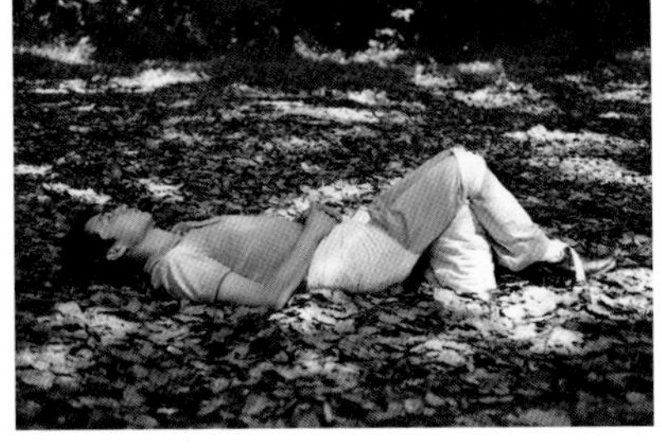

图 12-4-16

3. 使床单或浴巾的上缘约平肚脐眼，下缘约平腹股沟，兜住整个骨盆后稍加用力捆扎固定（见图12-4-16）。

4. 用绷带以“8”字形结扎法绑紧双脚，以防晃动。

第五节　搬运技术

一、徒手搬运法

徒手搬运法是对转运路程较近、病情较轻、无骨折的伤病员所采用的搬运方法。

（一）拖行法

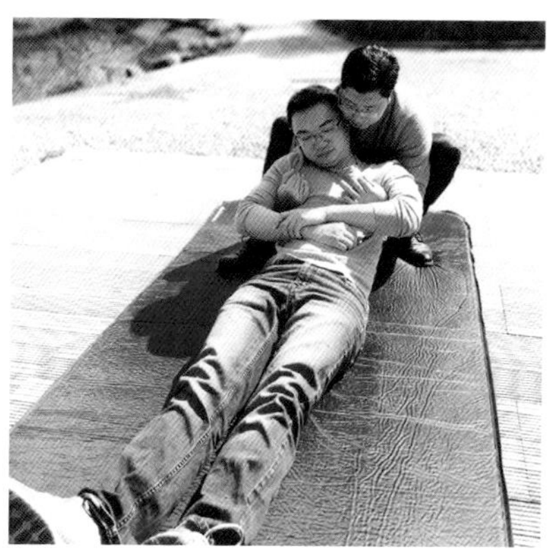
图 12-5-1

当现场环境危险，必须将伤病员移到安全的地方时，可用施行法（见图 12-5-1）。

1. 急救者站在伤病员的背后，将伤病员的双侧手臂横放在自己的胸前。

2. 急救者的双手从伤病员背后伸到其腋下，双手紧紧握住伤病员的手臂，慢慢向后拖行。

3. 或者将伤病员外衣扣解开，将伤病员的衣服从背后反折，中间段托住头颈部，缓慢向后拖行。

（二）扶行法

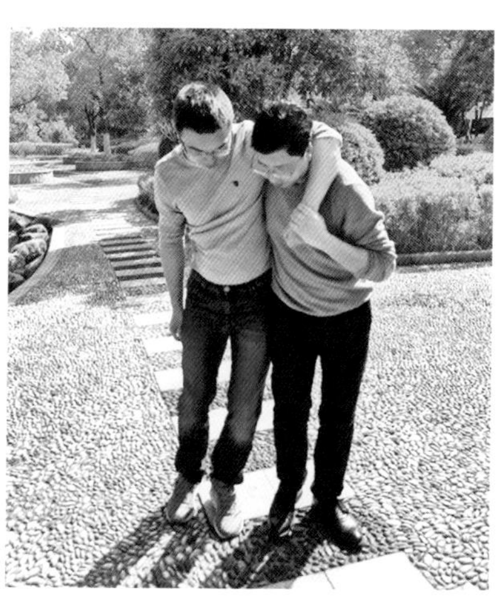
图 12-5-2

扶行法（见图 12-5-2）用来帮助伤势比较轻并能自己走的清醒伤病员。

1. 急救者位于伤病员的一侧，将伤病员靠近急救者一侧的手臂抬起，放到急救者的颈部并抓牢。

2. 急救员用靠伤病员外侧的手紧握伤病员的手臂，另一只手扶持其腰部。

3. 让伤病员身体靠住急救者，一起行走。

（三）抱持法

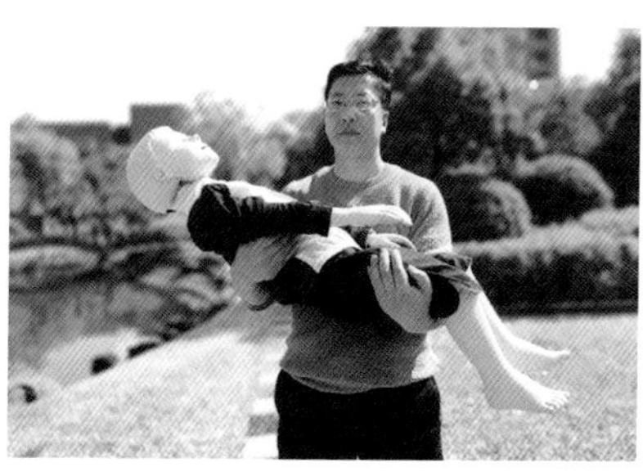
图 12-5-3

抱持法（见图12-5-3）用来运送受伤的儿童和体重较轻的伤病员。

1. 急救者位于伤病员的一侧。

2. 急救者一只手臂托住伤病员腰部，另一只手托住其大腿。

3. 将伤病员抱起。

（四）爬行法

爬行法（见图 12-5-4）主要用于狭小空间及火灾烟雾现场的伤病员搬运。

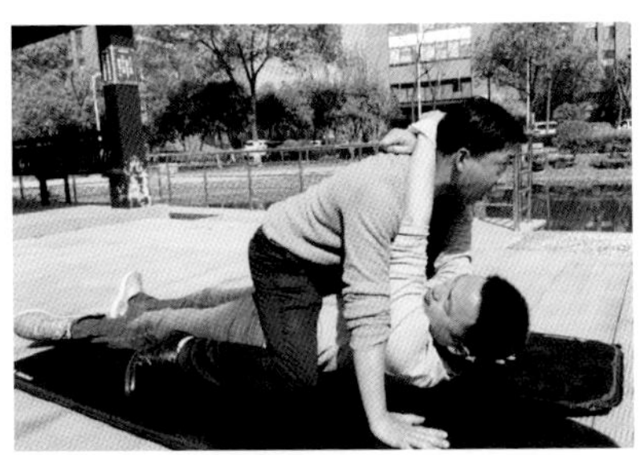

图 12-5-4

1. 将伤病员的双手用布带捆绑于胸前。

2. 急救者骑跨于伤病员身体上主要是躯干两侧，将伤病员的双手套在急救者的颈部。

3. 使伤病员的头、颈、肩部离开地面，急救者双手着地或用一只手臂保护伤病员的头颈部，急救者另一只手着地拖带爬行前进。

（五）杠轿法

杠轿法是有两名急救员时的搬运法（见图 12-5-5 和图 12-5-6）。

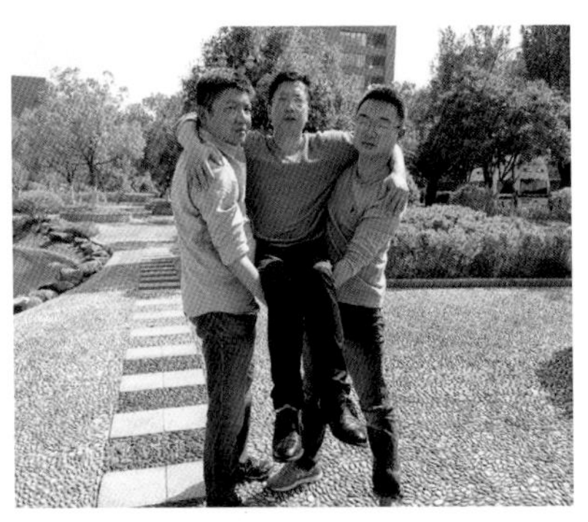

图 12-5-6

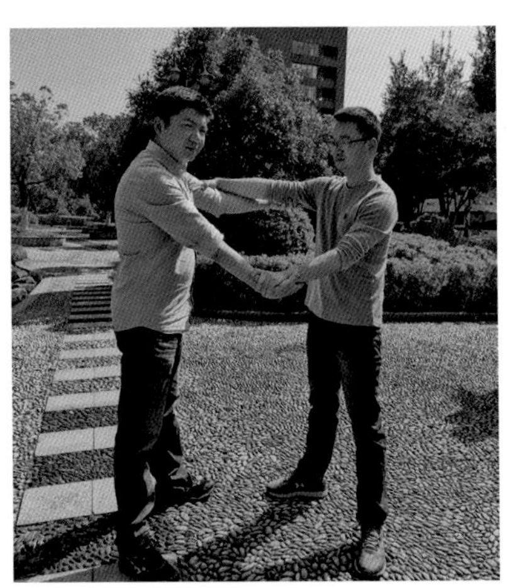

图 12-5-5

1. 两名急救者面对面站在伤病员的背后，并同时蹲下来。

2. 第一名急救者的右手紧握第二名急救者的左手腕，第一名急救者左手再紧握对方右手臂，组成杠轿。

3. 伤病员将双手臂环抱住急救者的头颈部，坐在杠轿上。

4. 两名急救者同时慢慢抬起，站立，然后将伤病员抬走。

二、担架搬运法

（一）普通担架搬运法

1. 先将伤病员固定在担架上（见图 12–5–7）。

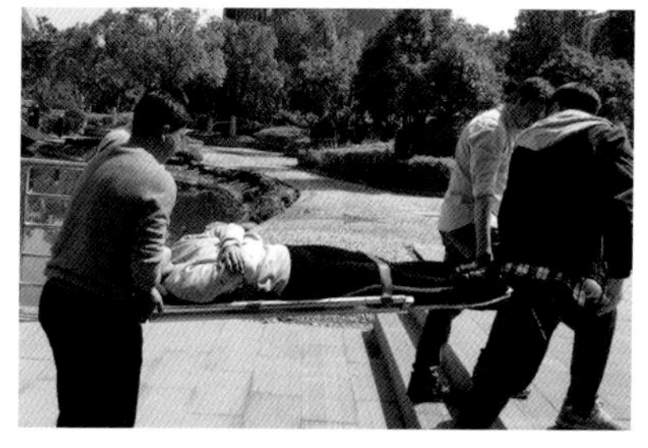

图 12–5–7

2. 伤病员的头部向后、脚向前，以便后面抬担架的急救者随时可以观察伤病员的病情变化。

3. 抬担架的急救者要步调一致地前进。

4. 往高处抬（比如上楼梯）时，前面抬担架的急救员要将担架放低，后面抬担架的急救员要将担架抬高，尽量使伤病员保持水平；往低处抬（如下楼梯）时就刚好相反。

5. 一般情况下，搬抬时，伤病员平躺（平卧位）；但是如果伤病员处于昏迷状态（即叫不应），则要将伤病员的头部偏向一边，防止呕吐物反流到气管时引起窒息。

（二）毛毯担架法

毛毯担架法（见图 12–5–8）适用于没有骨折但是伤势很严重的伤病员。并且该方法适用于搬运空间较狭窄（如楼梯）的情况。

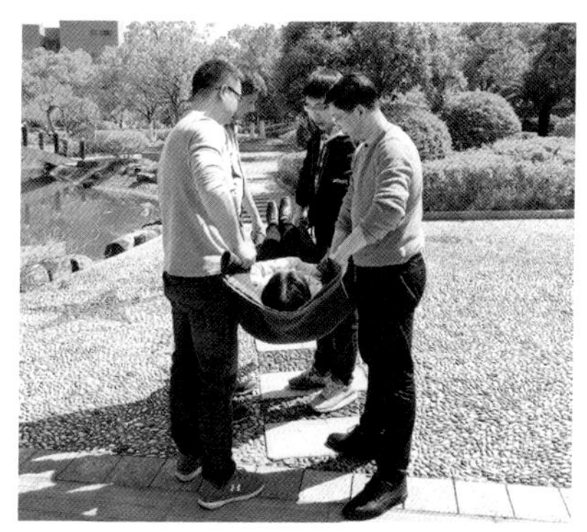

图 12–5–8

1. 将毛毯朝一个方向卷起来，当卷到一半时停止，将毛毯放在地上，卷边靠近伤病员。

2. 四位急救者分别跪在伤病员的两侧，膝盖分别靠近伤病员的头、肩、腰、腿部。

3. 合力将伤病员身体侧翻，侧翻时使伤病员靠近毛毯卷起的部分。

4. 将伤病员轻轻向后移，直到伤病员身体已超过毛毯卷起部分，此时将伤病员放平成仰卧位。

5. 再将毛毯两边紧紧卷向伤病员，并贴近其身体两侧。

6. 四名急救者分别抓住毛毯卷边(大约平头部、腰部、髋部、膝部4个部位)，同时合力，抬起伤病员。

三、脊柱骨折搬运

(一)四人搬运法

1. 一名急救者在伤病员的头部，双手掌抱在其头部两边向头后牵引颈部，有条件时戴上颈托(见图12-5-9)。

2. 另外三名急救者在伤病员的同一侧(一般为右侧)，分别在伤病员的肩背部、腰臀部、膝踝部(见图12-5-10)。

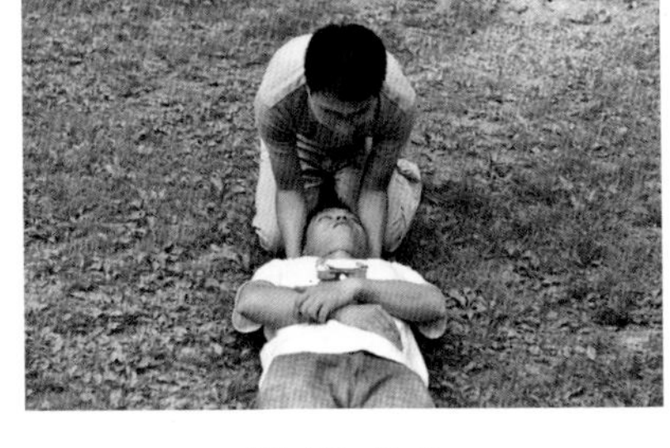

图 12-5-9

3. 站在伤病员同侧的三名急救者的双手掌穿过身体平伸到伤病员的对侧(见图12-5-11)。

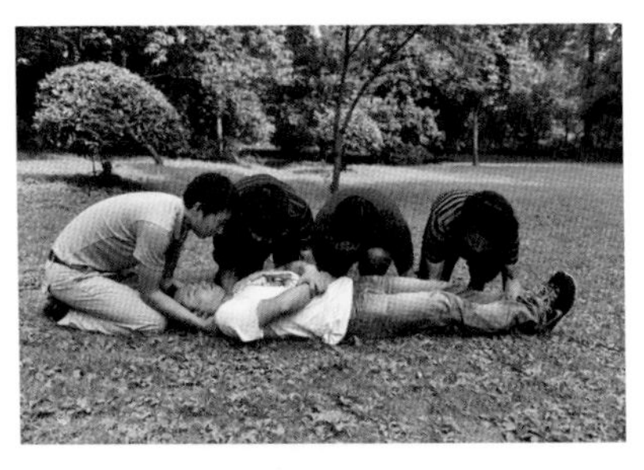

图 12-5-10

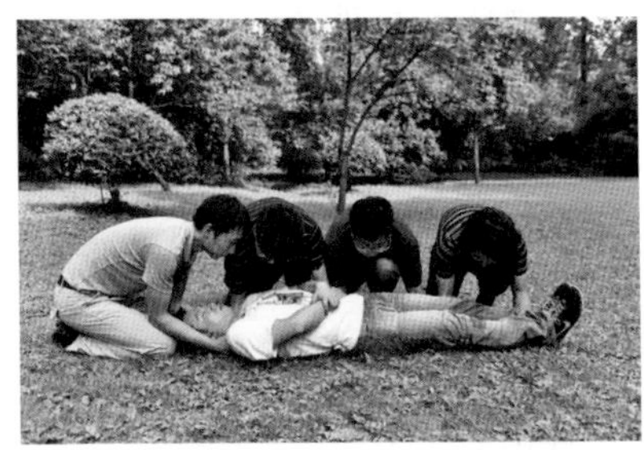

图 12-5-11

4. 四人均单膝跪地，由头颈部固定急救者发号施令，同时用力，将伤病员脊柱保持在正中位，即在躯干纵轴上(将沙袋或米袋放置伤病员颈部两侧)，平稳地将伤病员抬起并放于脊柱板上。

5. 用头部固定器或布带固定头部，以防止头颈晃动。

6. 用6～8条固定布带将伤病员固定于脊柱板或硬板上。

7. 四人同时搬抬。

搬运的注意事项

1.搬运动作要轻巧、快速，尽量减少震动和颠簸。

2.搬运前应做好伤病员的初步急救处理，先止血、固定，再搬运。

3.在搬运过程中，随时观察伤病员的伤情变化，如脸色、呼吸等，还要注意保暖，但也不要将头面部包盖太严，以免影响呼吸。

4.在人员、器材未准备妥当时，不能搬运伤病员，尤其是体重过重和神志不清的伤病员。否则，途中可能发生滚落、摔伤等意外。

第六节　心肺复苏术

一、成年人心肺复苏术

操作要点如下。

1. 评估环境。立即查看伤病员周围的环境是否安全，一定要确定环境安全了才可以进入现场到伤病员身边。

2. 判断伤病员的反应。用双手同时拍打伤病员两个肩膀，在伤病员的耳朵边大声地呼喊："你怎么啦，你怎么啦？"（见图12-6-1）。

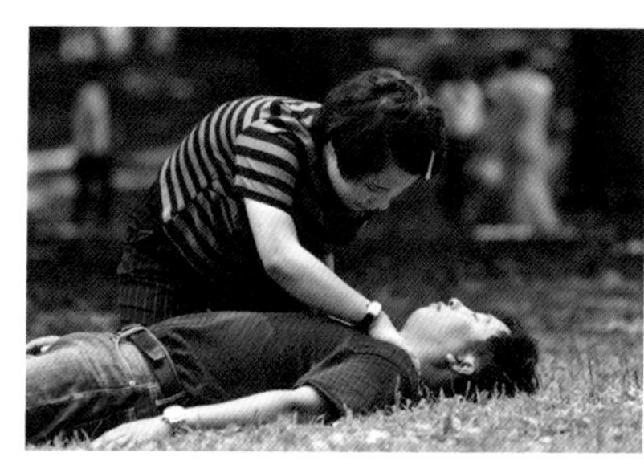

图 12-6-1

3. 启动专业的急救反应系统（呼救）。当大声呼喊伤病员没有反应时，立即拨打"120"急救电话（见图12-6-2），让有急救技术的人帮忙一起急救；如果附近有自动体外除颤器（AED），派人去取。

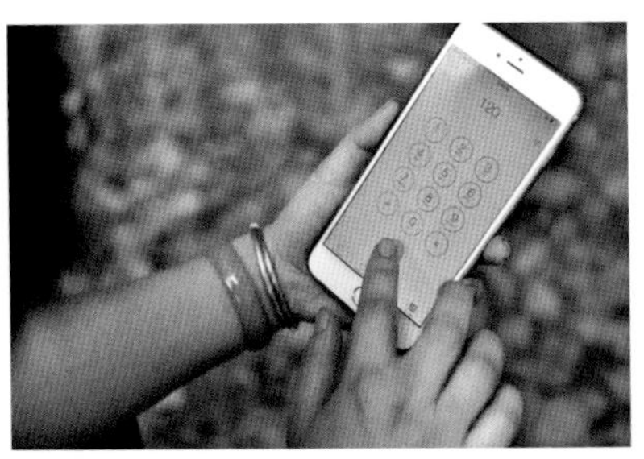

图 12-6-2

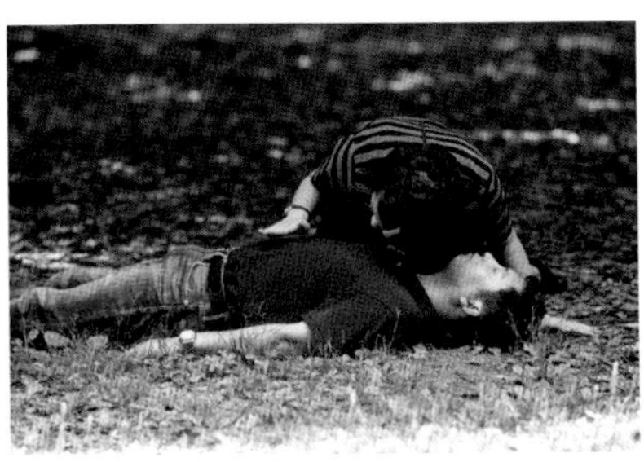

图 12-6-3

4. 判断呼吸。观察伤病员胸腹部是否有起伏，可以将手放在伤病员的胸腹部上方作为参照，观察时间为 5 ～ 10秒钟（见图 12-6-3）。如果没有起伏，感觉不到呼吸，则立即进行胸外按压和人工通气。

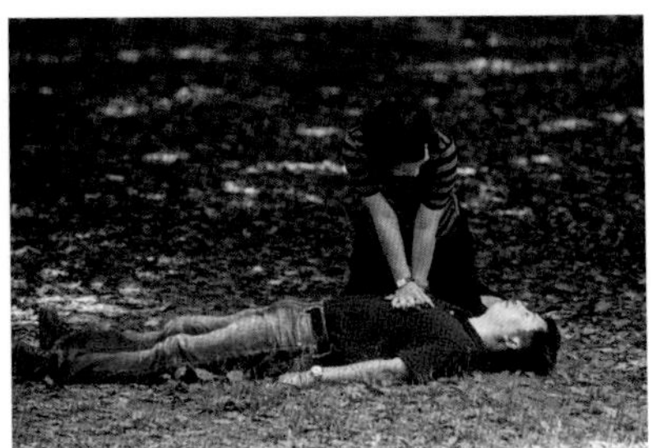

图 12-6-4

5. 胸外按压。

（1）定位：将伤病员放置在硬的平面（地面或床）上，立即跪或站在伤病员胸部一侧，将你的一只手的掌根放置于伤病员胸部两乳头连线与胸部正中线的十字交叉点，此即为正确的按压部位。你也可以通过目测，隔着衣服估计该位置（见图 12-6-4）。

（2）按压接触点：将你另一只手的掌根叠放到第一只手上，双手手指交叉扣住，手指翘起离开胸壁（见图 12-6-5）。

（3）按压深度：前倾你的上半身，伸直双臂，垂直向下，用力按压胸骨（约 5 ～ 6厘米），然后上提，

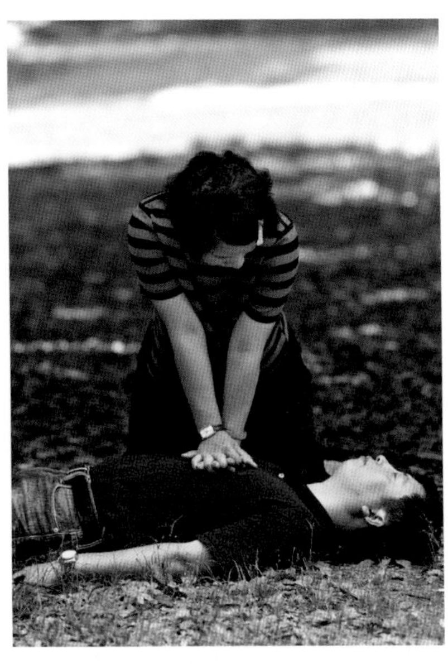

图 12-6-5

让胸廓充分回弹后再次向下按压。注意，这时掌根不离开胸壁，以防位置移动而影响按压效果和增加副作用（见图12-6-6）。

（4）按压频率：以每分钟100～120次的频率连续按压30次，要求按压与回弹所用时间基本相等。

6. 人工通气。

（1）查看口腔：用右手大拇指轻压伤病员的下巴，观察口腔内有无异物。如果口腔内存在异物，则将伤病员头侧向一侧后小心地用手指勾出。

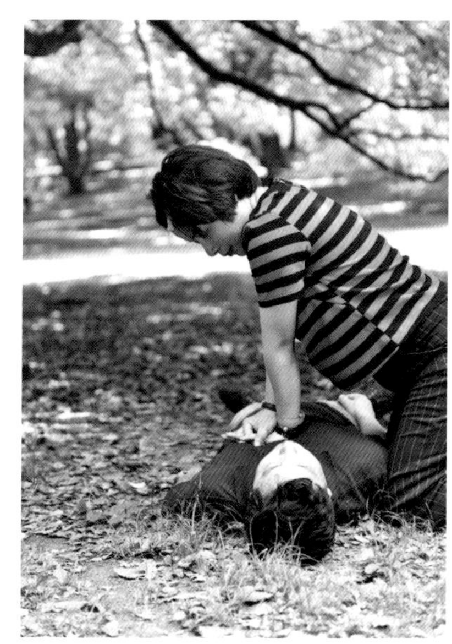

图 12-6-6

（2）打开气道：用一只手压住伤病员的额头，用另一只手的两根手指抬起伤病员的下巴（见图12-6-7）。

（3）吹气：在打开气道的情况下，用按在额头的手指捏住伤病员的鼻子，吸一口气，屏住呼吸，张大你的嘴巴包住伤病员双唇，向伤病员嘴巴内缓缓吹气（要求吹一次用时1～2秒）。吹气以胸廓隆起即可，不宜吹多，不可猛吹（见图12-6-8）。

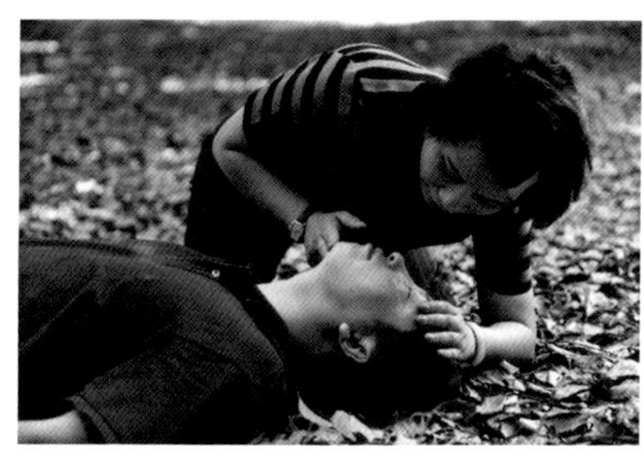

图 12-6-7

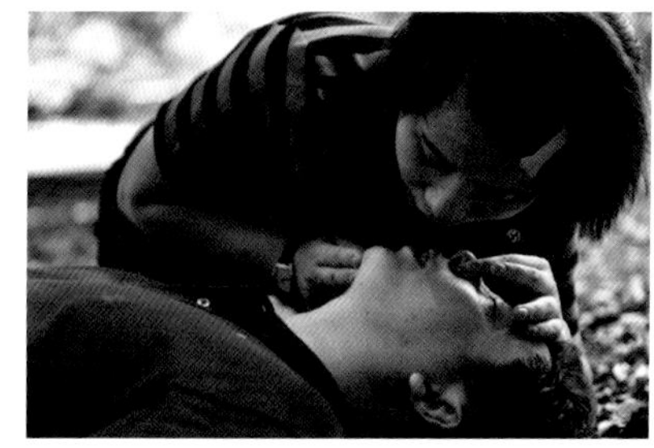

图 12-6-8

（4）排气：将你的嘴离开伤病员，让伤病员呼出刚才你所吹之气，然后按上述方法再吹气一次（见图12-6-9）。

7. 按压与通气的比例。两次吹气完毕后，立即继续胸外按压30次，然后再吹气2次。按照按压30次、吹气2次的比例循环操作。

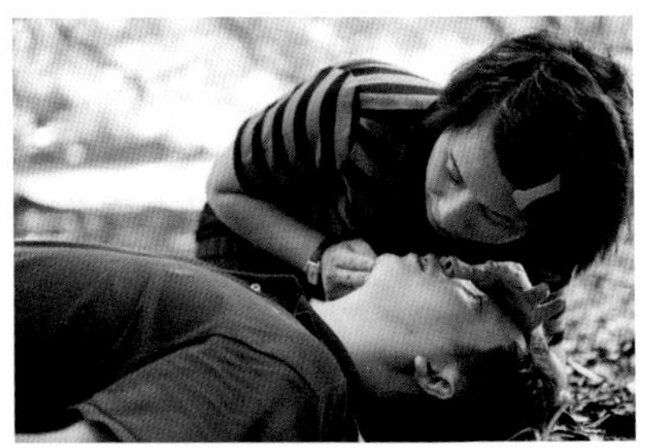

图 12-6-9

注意事项

1.胸外按压应当在胸骨上，不可以在肋骨上。

2.如果现场有两名急救者，刚可以一个进行胸外按压，一个进行人工通气，每2分钟（即5组按压+通气）更换一下角色，也就是原先进行胸外按压的急救者换成人工通气角色。更换角色要求迅速，尽量减少胸外按压的中断。更换角色的目的是防止急救者按压时间过长而疲劳导致按压过浅、过慢，达不到施救效果。

3.人工通气不可以过快、过猛，以防气体进入胃内而引起胃胀气，甚至胃内食物反流到气管而导致窒息的危险。

4.如果伤病员在复苏过程中出现呕吐物，则可以将伤病员侧翻，清除呕吐物。

5.心肺复苏停止的指标有两个。

（1）活了：每复苏2分钟以后可做一次评估，当没有胸外按压时，伤病员大动脉出现搏动即可停止胸外按压，出现呼吸即可停止人工通气。

（2）到了：专业的急救人员到达了。

6.如果拨通“120”急救电话以后，“120”调度员有电话医学指导，则听从其指导进行施救。

二、儿童心肺复苏术

操作要点如下。

1. 评估环境。立即查看伤病员周围的环境是否安全，一定要确定环境安全了才可以进入现场到伤病员身边。

2. 判断反应。用双手同时拍打伤病员两个肩膀，在伤病员的耳朵边大声地呼喊："你怎么啦，你怎么啦？"（见图12-6-10）。

3. 启动专业的急救反应系统。当大声呼喊伤病员没有反应时，立即拨打"120"急救电话，让有急救技术的人帮忙一起急救；如果附近有自动体外除颤器（AED），派人去取。

4. 判断呼吸。观察伤病员胸腹部是否有起伏，可以将手放在伤病员的胸腹部上方作为参照，观察时间为5～10秒。如果没有起伏，感觉不到呼吸，则立即进入下一步操作（见图12-6-11）。

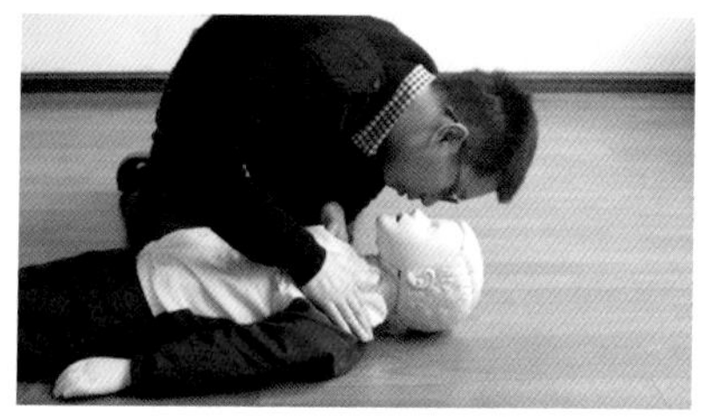

图 12-6-10

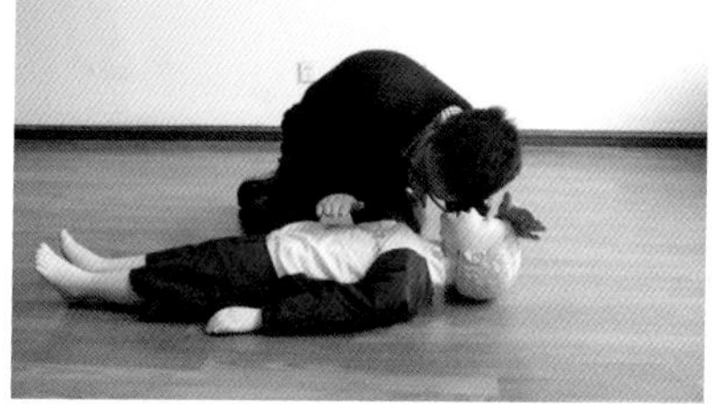

图 12-6-11

5. 胸外按压。

（1）定位：将伤病员放置在硬的平面（地面或床）上，立即跪或站在伤病员胸部一侧，将你的一只手的掌根放置于胸部两乳头连线与胸部正中线的十字交叉点，此即为正确的胸外按压部位。你也可以通过目测，隔着衣服估计该位置。

（2）按压接触点：如果儿童较大，那么可以将另一只手的掌根叠放到第一只手上，双手手指交扣，手指翘起离开胸壁。如果儿童较小，用一只手的力量足够时，那么可用单手按压（见图12-6-12）。

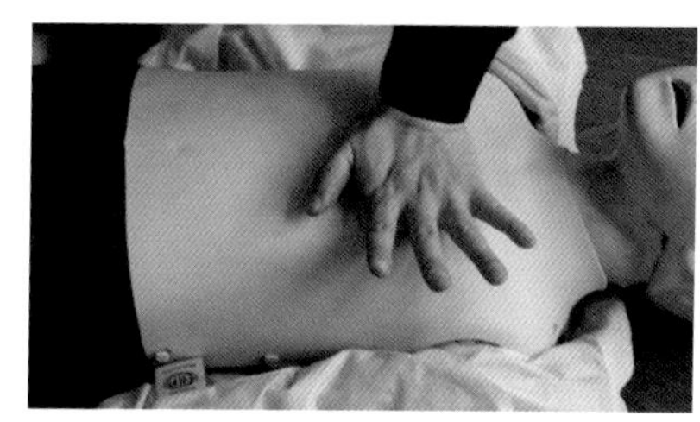

图 12-6-12

（3）按压深度：急救者前倾上半身，伸直双臂，垂直向下，用力按压胸骨使胸骨下陷幅度达儿童胸廓厚度的1/3（大约5厘米），然后上提，让胸廓充分回弹后再次向下按压。注意，这时掌根不离开胸壁，以防位置移动而影响按压效果（见图12-6-13）。

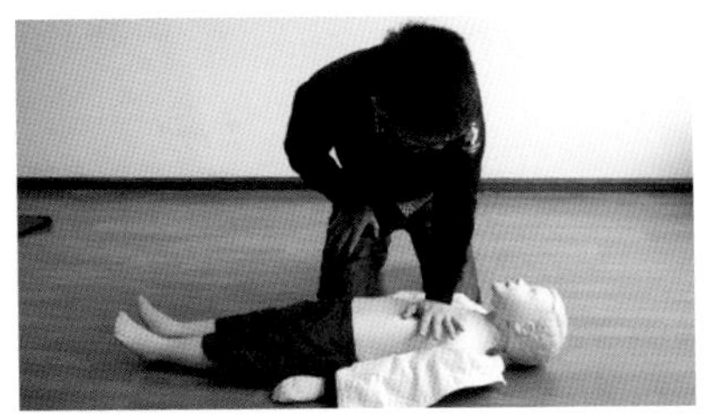

图 12-6-13

（4）按压频率：以每分钟至少100次的频率连续按压30次，要求按压与回弹所用时间相等。

6. 人工通气。

（1）查看口腔：同成年人，用右手大拇指轻压患者的下巴，观察口腔内有无异物（见图12-6-14），如果存在异物，则将头侧向一侧后小心地用手指勾出。

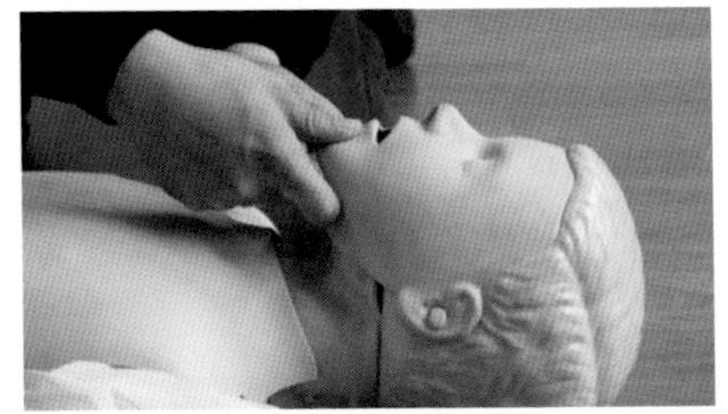

图 12-6-14

（2）打开气道：用一只手压住伤病员的额头，用另一只手的两根手指抬起伤病员的下巴，与成年人基本相似（见图12-6-15）。

（3）吹气：在打开气道的情况下，用按在额头的手指捏住鼻子，吸一口气，屏住呼吸，张大你的嘴巴包住伤病员的双唇，向伤病员嘴巴内缓缓（要求1～2秒）吹气。吹气量明显少于成年人，以胸廓隆起即可，不宜吹多，不可猛吹（见图12-6-16）。

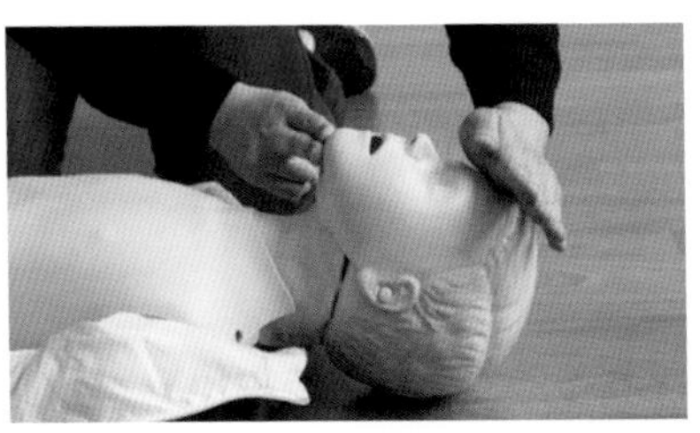

图 12-6-15

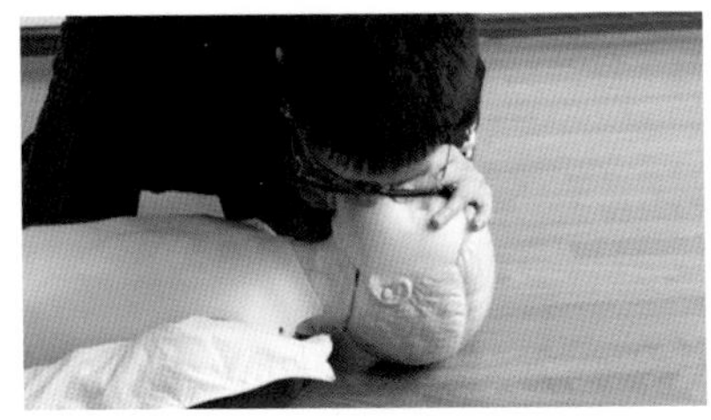

图 12-6-16

（4）排气：将你的嘴离开伤病员，让伤病员呼出你刚才所吹之气，然后用上述方法再吹气一次。

7. 按压与通气的比例。2次吹气完毕后，立即继续胸外按压30次，然后再吹气2次。按照按压30次、吹气2次的比例循环操作。

注意事项

1.儿童的年龄为1岁至青春期以前，当无法确定是儿童还是成年人时，则按成年人心肺复苏法进行抢救。

2.如果现场有两个急救者，可以一人进行胸外按压，一个进行人工通气，按压和通气的比例要求为15∶2(单人施救为30∶2)，每10个循环(也就是2分钟)可以更换一下角色。更换角色要求迅速，尽量减少胸外按压的中断。原理同成年人。

3.如果现场只有一个人抢救，那么可以先做2分钟心肺复苏(5组按压＋呼吸)，再拨打急救电话呼救。

4.其他同成年人。

三、婴儿心肺复苏术

操作要点如下。

1. 评估环境。立即查看婴儿周围的环境是否安全。

2. 判断婴儿反应。婴儿哭闹突然停止，脸色发白、发灰。用力拍打婴儿双脚底，大声呼叫："宝宝，宝宝怎么啦？"（见图12-6-17）。如果婴儿不哭，说明没有反应，提示意识消失。

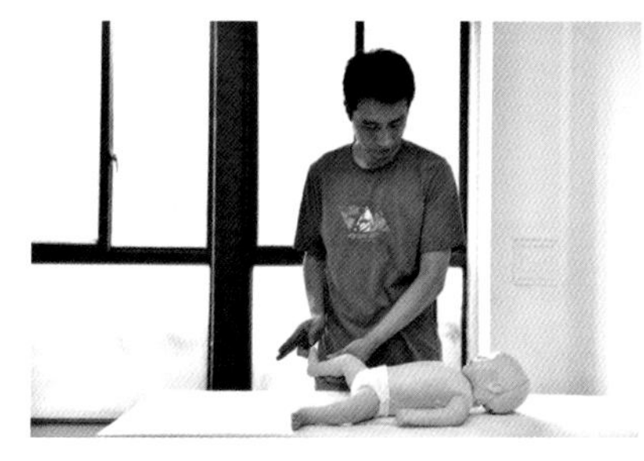

图 12-6-17

3. 启动专业急救反应系统（呼救）。当大声呼喊婴儿没有反应时，立即拨打"120"急救电话，让有急救技术的人帮忙一起急救；如果附近有自动体外除颤器(AED)，派人去取。

4. 判断呼吸。观察婴儿胸腹部是否有起伏，可以将手放在胸腹部上方作为参照，观察时间为 5 ～ 10 秒钟。如果没有起伏，感觉不到呼吸，则立即进入下一步操作（见图 12–6–18）。

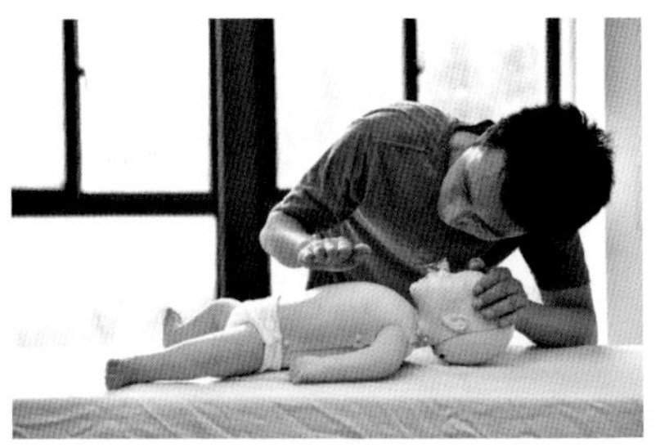
图 12–6–18

5. 胸外按压。定位按压接触点，将婴儿放置于平坦硬质表面上（如桌子、地面）。

（1）定位：站或跪在婴儿一侧，用一只手拇指、食指固定婴儿头部，用另一只手的两根手指（食指、中指，或中指、无名指）按压胸部正中两乳头连线的稍下方（见图 12–6–19 和图 12–6–20）；如果有两个人操作，则可以双手环绕胸部用两个拇指按压。

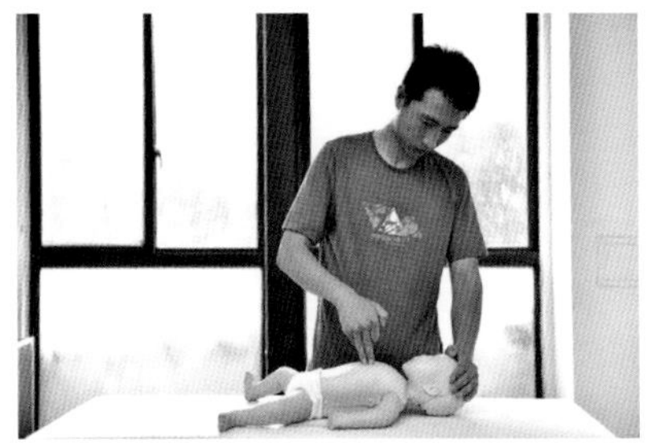
图 12–6–19

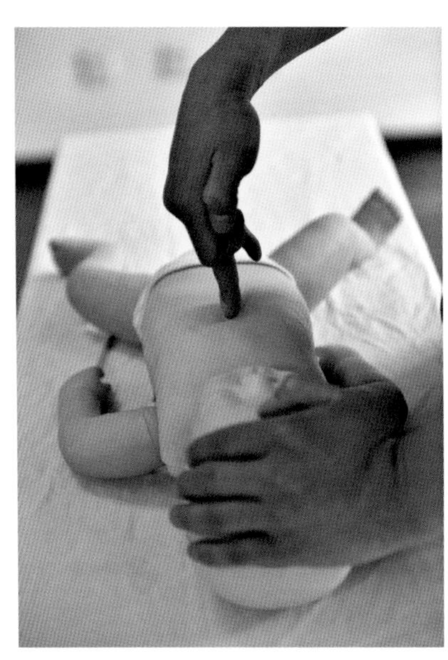
图 12–6–20

（2）按压深度与频率：以每分钟至少 100 次的频率连续按压 30 次，要求按压与回弹所用时间相等。按压幅度应达到婴儿胸廓厚度的 1/3（大约 4 厘米）。

6. 人工通气。

（1）查看口腔：用右手大拇指轻压婴儿的下巴，观察口腔内有无异物。如果存在异物，则将头侧向一侧后，小心地用手指勾出。

（2）打开气道：用一只手压住婴儿的额头，用另一只手的两根手指抬起婴儿下巴，使婴儿的耳垂与肩膀处于同水平（见图 12–6–21）。

（3）吹气：在打开气道的情况下，

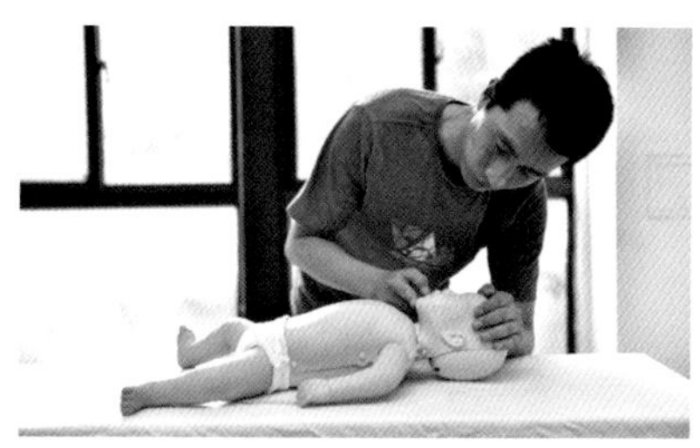

图 12-6-21

吸一口气，屏住呼吸，张大嘴巴包住婴儿口鼻，向口鼻内缓缓吹气（要求1～2秒）。吹气以胸廓隆起即可，不宜吹多，不可猛吹（见图12-6-22）。

（4）排气：将嘴离开婴儿，让婴儿呼出你刚才所吹之气，然后按上述方法再吹气一次。

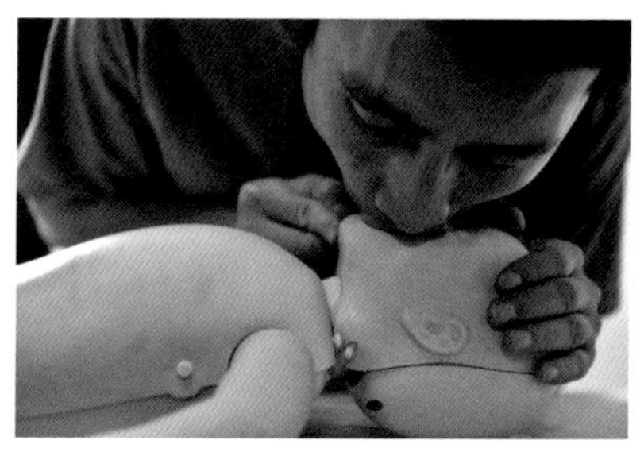

图 12-6-22

7. 按压与通气的比例。2次吹气完毕后，立即继续胸外按压30次，然后再吹气。按照按压30次、吹气2次的比例循环操作。

注意事项

1.婴儿的年龄在1周岁以内，当无法确定是儿童还是婴儿时，则按儿童心肺复苏法进行抢救。

2.如果现场有两个急救者，可以一人进行胸外按压，一人进行人工通气，按压和通气的比例要求为15∶2，每10个循环（也就是2分钟）可以更换一下角色。更换角色要求迅速，尽量减少按压的中断。原理同成年人。

3.如果现场只有一个人施救，则可以先做2分钟心肺复苏（5组按压＋呼吸），然后再拨打急救电话呼救。

4.其他同成年人。

四、自动体外除颤器（AED）的使用

操作要点如下。

1. 当伤病员没有反应时，立即拨打“120”急救电话，同时要取得AED。
2. 判断伤病员呼吸情况，若其没有呼吸，则必须立即进行心肺复苏。
3. 在获得AED后，立即打开AED（开启AED后，AED有内置程序，

就会告诉你该怎么做），见图12-6-23。

4. 粘贴。按照AED电极片上的图标显示，将两片电极片分别贴在伤病员的胸壁上（右侧在锁骨下，左侧在左乳头外侧），见图12-6-24。

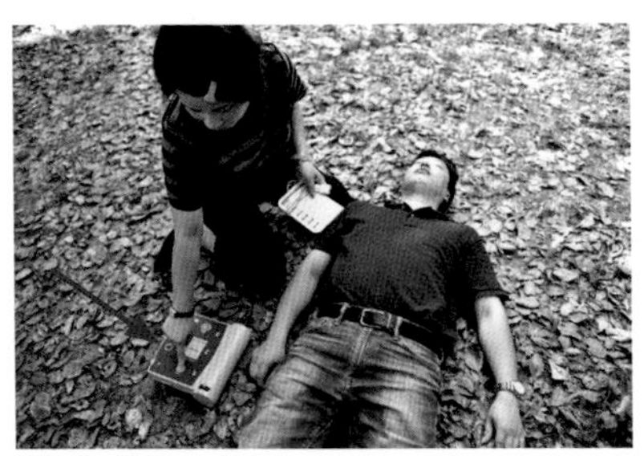

图 12-6-23

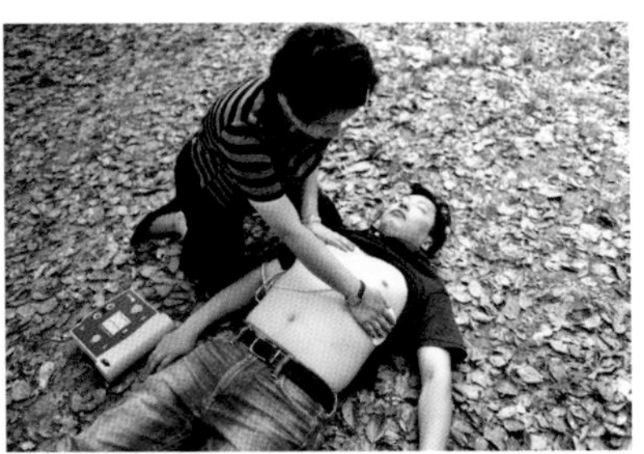

图 12-6-24

5. 连线。将电极片的连线与AED相连（见图12-6-25）。

6. 分析。当电极片的连线与AED相连后，AED自动分析伤病员的心律，注意此时不能接触伤病员的身体，以免干扰AED分析（见图12-6-26）。要大声呼喊，不要碰触伤病员。

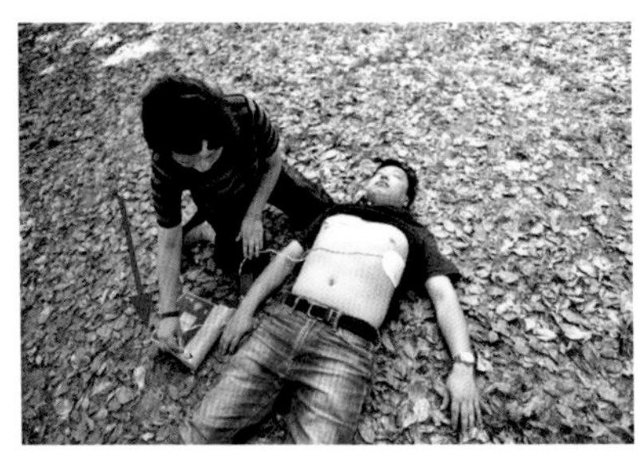

见图 12-6-25

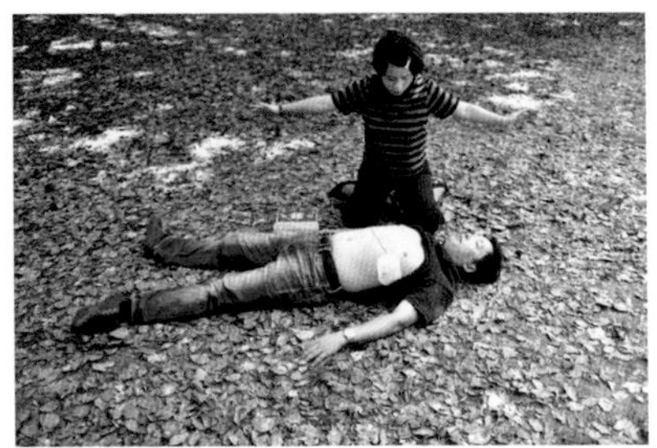

图 12-6-26

7. 除颤。AED在分析伤病员心律后，会提示是否需要除颤。若提示需要除颤，AED会自动充电。AED充电完毕后会提示充电完成，在确保无人接触伤病员后，急救者按下除颤键。若提示不需要除颤（见图12-6-27），立即从胸外按压开始做心肺复苏。

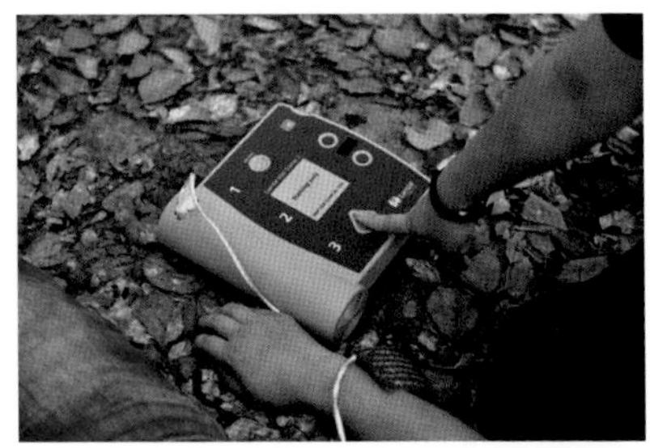

图 12-6-27

注意事项

1.AED是一种自带计算机的医疗设备，它可以通过电击心脏使心脏恢复正常工作。如果立即实施心肺复苏，同时在短时间内使用AED，则伤病员的生存率可以大大提高，所以一旦获得 AED，必须马上使用。

2.有些AED打开机器外包装即按下开机键；有些 AED的电极片连线与机器相连，无须操作连接电极线这一步骤。

3.在用 AED分析心律时，一定要确定无人接触伤病员，以免影响或干扰机器分析，造成错误判断。

4.当按下AED除颤键时，机器就会放电，若旁人没有离开伤病员，AED放电时会造成误伤，所以在按下除颤键前必须确定无人接触伤病员。

5.在行心肺复苏时，成年人、儿童和婴儿都需使用AED。对儿童和婴儿，当有配儿科衰减器及儿童电极片的 AED时，则使用配有儿科衰减器及儿童电极片的AED；如没有，则请使用成年人 AED及电极片。在给较小儿童和婴儿使用成年人 AED及电极片时，为防止两张电极片相接触，可以将一张电极片贴在其胸部，将另一张电极片贴在其背部。

第七节　气道异物梗阻解除术

一、成年人/1岁以上儿童气道异物梗阻解除术（海姆立克手法）

1. 鼓励伤病员咳嗽。

2. 站或跪在伤病员的身后，用双手环绕在伤病员的腰部。

3. 一只手握拳，并将该手的拇指这侧紧抵住伤病员肚脐上与胸骨下的腹部正中线上（见图12–7–1）。

4. 另一只手握住握拳的手，快速用力向上按压伤病员的腹部（见图12–7–2）。

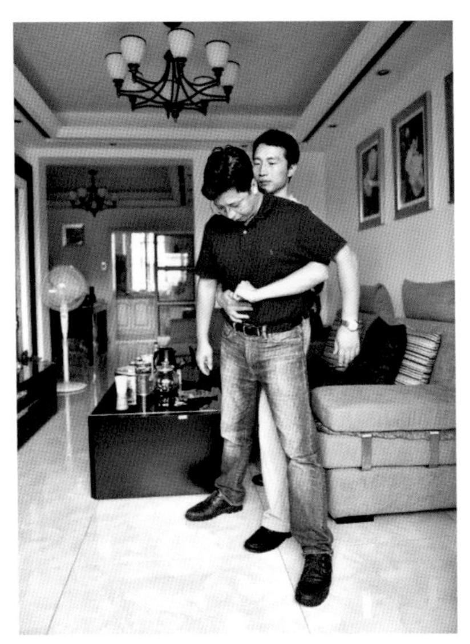

图 12-7-1

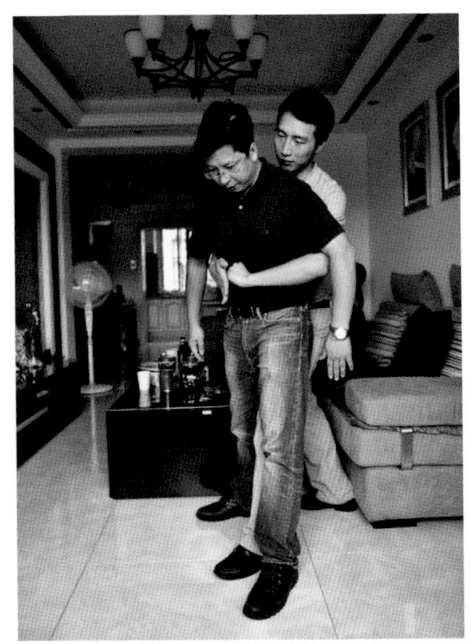

图 12-7-2

5. 反复快速地按压，真到异物从气道内排出(见图 12-7-3)。

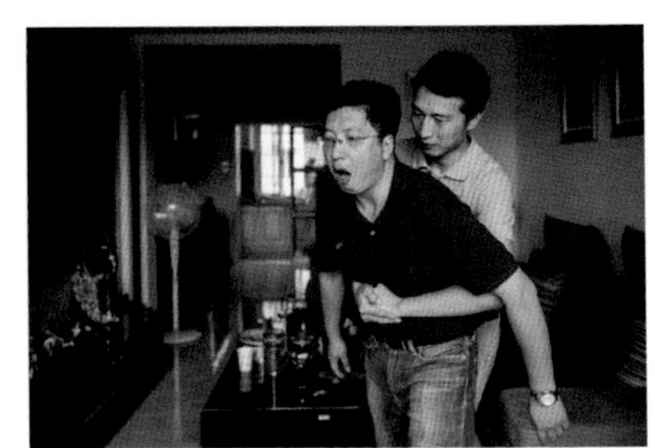

图 12-7-3

注意事项

1.如果伤病员是妊娠期妇女或肥胖者，则按压位置上移至胸骨下半部胸外按压位置。

2.若伤病员没有反应，极大的可能是伤病员因为窒息而呼吸停止了，此时应该立即将伤病员放于硬的平面(地或床) 上进行心肺复苏。

二、婴儿气道异物梗阻解除术

当发现婴儿突然不哭叫或者无法咳嗽，脸色发紫、发红甚至发灰时，就要考虑气道异物梗阻的可能性。

婴儿气道异物梗阻解除术的操作要点如下。

1. 急救者跪下或坐下。急救者一手食指、拇指张开分别抵住婴儿双颊。该侧手臂顺势贴在婴儿胸腹正中线上。另一手掌张开扶住其枕部，手臂顺势贴在其背部。

2. 双臂夹住婴儿。将婴儿脸朝下，头部低于胸部，让急救者的手臂贴在其膝或大腿上以做好支撑，将婴儿固定好(见图12–7–4)。

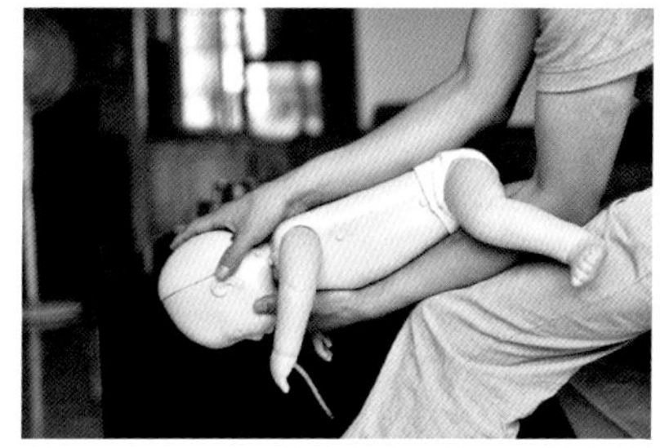

图 12–7–4

3. 另一只手抬起，用手掌根部在婴儿的肩胛骨之间用力拍背5次，力量要足够，以帮助清除异物(见图12–7–5)。

4. 在进行5次拍背后，急救者将拍背的手放在婴儿的枕部，双手臂夹住婴儿(见图12–7–6)。

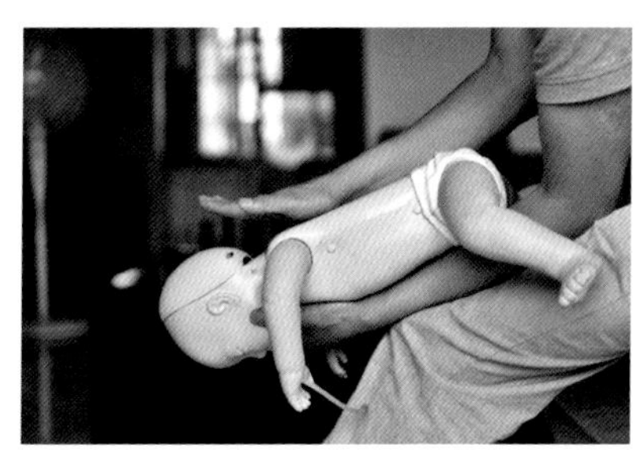

图 12–7–5

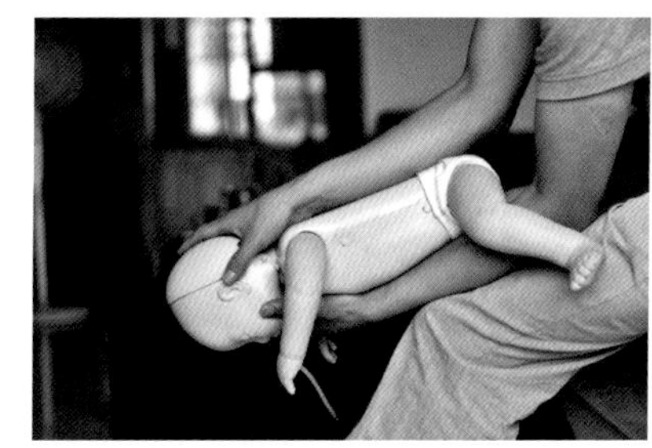

图 12–7–6

5. 双手小心地托住婴儿的头部和枕部，同时将婴儿全身翻转过来(见图12–7–7)，将婴儿脸朝上，让急救者的手臂靠在自己的大腿上以做支撑，保持婴儿的头部低于身体。

6. 在婴儿胸部中央的胸骨下半部位以每秒1次的按压速度进行胸部快速按压，每次的力量都要足够大，以帮助清除异物，连续5次(见

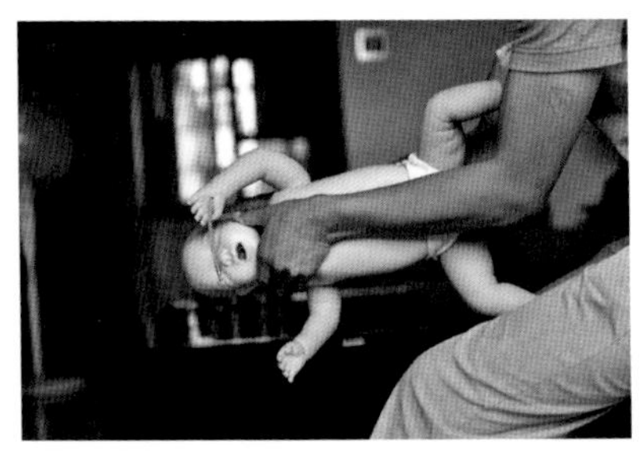

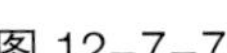
图 12-7-7

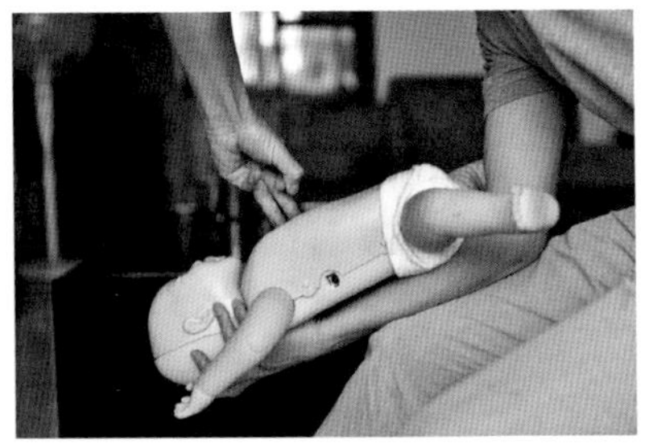

图 12-7-8

图12-7-8）。

7. 重复5次拍背，接着5次胸部快速按压，然后再拍背，再按压，直至清除异物。

8. 如婴儿没有反应，应实施心肺复苏。

注意事项

1.在托住婴儿的头部和下颌时，要避免压迫婴儿喉部的气管等软组织，防止窒息加重。

2.若婴儿变得没有反应了，即因为窒息导致呼吸停止了，应该立即将婴儿放于硬的平面（地或床）上进行心肺复苏。

附表　各类急救技能考核评分参考表

单人心肺复苏技能测试表

学员姓名：　　　　　　　　　　　　　　　　　　测试日期：

技能步骤	操作内容	关键技能操作标准及评分	分　值	扣　分
1	环境及防护	观察周围环境安全（3分），做好个人防护（2分）	5	
2	判断意识	拍打双肩，对双耳大声呼叫（3分），离耳朵距离小于20厘米（2分）	5	
3	呼救	大声呼救（3分），指定一人拨打“120”（2分）	5	
4	判断呼吸	观察胸廓起伏（2分），判断时间5～10秒（3分）	5	
5	复苏体位	整理体位（2分），置于平硬面（3分）	5	
6	按压手法	位置正确（2分），手掌不离开胸廓（2分），双手重叠（1分）	5	
7	按压姿势	肘关节伸直（3分），双肩与患者平行（2分）	5	
8	按压深度	胸廓完全回弹（5分），幅度至少大于5cm（150次，每次0.1分）	20	
9	按压频率	每分钟100～120次（10分），通气时中断按压时间小于10秒（5分）	15	
10	呼吸道管理	观察口腔内是否有异物（3分），清除方法正确（2分）	5	
11	开放气道	举头抬颏法（3分），气道开放到位（2分）	5	
12	人工通气	胸廓起伏明显（每次1分，共10次），每次通气持续1秒（5分）	15	
13	按压通气比	按压通气比例为30：2（每多或少通气一次扣1分）	5	
总　分			100	
考试评估（在符合项上打钩）　　通过　　　　未通过				
1. 扣分15分以上为未通过。 2. 未通过者需补考，交学员复习该测试表并准备补考，学员重新演示整个操作流程，培训考官重新评估。				
考官签名： 日　期：				

应用AED 双人心肺复苏技能测试表

学员姓名：　　　　　　　　　　　　　　　　测试日期：

技能步骤	操作内容	关键技能操作标准及评分	分值	扣分
第一阶段　评估学员作为第一名急救者单人实施5个周期 CPR 的技能				
1	环境及防护	观察周围环境安全（3分），做好个人防护（2分）	5	
2	判断意识	拍打双肩，对双耳大声呼叫（3分），离耳朵距离小于20厘米（2分）	5	
3	呼救	大声呼救（3分），指定一人拨打“120”（2分）	5	
4	判断呼吸	观察胸廓起伏（2分），判断时间5～10秒（3分）	5	
5	复苏体位	整理体位（2分），置于平硬面（3分）	5	
6	按压手法	位置正确（2分），手掌不离开胸廓（2分），双手重叠（1分）	5	
7	按压姿势	肘关节伸直（3分），双肩与患者平行（2分）	5	
8	按压深度	胸廓完全回弹（1分），幅度至少大于5cm（共计测试150次，每次0.1分）	10	
9	按压频率	每分钟10～120次（4分），通气时中断按压时间小于10秒（1分）	5	
10	呼吸道管理	观察口腔内是否有异物（3分），清除方法正确（2分）	5	
11	开放气道	举头抬颏法（3分），气道开放到位（2分）	5	
12	人工通气	胸廓起伏明显（10次，每次0.7分），每次通气持续1秒（3分）	10	
13	按压通气比	按压通气比例为30：2（每多或少通气一次扣1分）	5	
第二阶段　评估学员作为第二名急救者 AED 操作技能及交换角色				
14	AED 启动步骤	按电源开机→粘贴电极→连接导联线有序操作（5分）	5	
15	分析心律	告知第一名急救者要分析心律，暂停按压（2分），交换角色（2分）	4	
16	第一次清场	在AED分析心律时，大声告知周围人员“不要碰触患者”（4分）	4	
17	第二次清场	充电完毕，准备除颤时再次强调“不要碰触患者”（4分）	4	
18	电击	当 AED 提示除颤时，1秒钟内按下除颤按钮（4分）	4	
19	心肺复苏	按下除颤按钮后3秒钟内接替第一名急救者进行心肺复苏	4	
总　分			100	
考试评估（在符合项上打钩）　　通过　　未通过				
1. 扣分超过20分以上为未通过。 2. 未通过者需补考，交学员复习该测试表并准备补考，学员重新演示整个操作流程，培训考官重新评估。				
考官签名： 日　期：				

止血技能测试表

学员姓名：　　　　　　　　　　测试日期：

技能步骤	操作内容	关键技能操作标准及评分	分　值	扣　分
1	环境及防护	观察周围环境安全（3分），做好个人防护（2分）	5	
2	止血位置	首先选择指压止血（2分），止血位置正确（3分）	5	
3	伤病员配合	嘱伤病员抬高肢体（3分），嘱伤病员接替指压止血准确（2分）	5	
4	物品准备	选择合适的止血物品（5分），物品齐全（5分）	10	
5	衬垫放置	衬垫放置合适（3分），整齐美观（2分）	5	
6	止血带位置	止血带位置正确（10分）	10	
7	止血带手法	手法准确（8分），动作迅速（7分）	15	
8	止血效果	止血带松紧合适美观（5分），止血效果良好（10分）	15	
9	时间标记	记录止血时间（5分），标记在止血部位（10分）	15	
10	保持功能位	肢体保持功能位（5分），处置方式正确（5分）	10	
11	检查末梢循环	检查末梢循环方法正确（3分），表述明确（2分）	5	
		总　分	100	
考试评估（在符合项上打钩）		**通过**	**未通过**	

1. 扣分15分以上为未通过。

2. 未通过者需补考，交学员复习该测试表并准备补考，学员重新演示整个操作流程，培训考官重新评估。

培训考官签名：

日　期：

包扎技能测试表

学员姓名：　　　　　　　　　　测试日期：

技能步骤	技能步骤	技能步骤	技能步骤	技能步骤
1	评估环境及个人防护	观察周围环境安全（3分），做好个人防护（2分）	5	
2	压迫止血有效	首先选择指压止血（2分），止血位置正确（3分）	5	
3	选择敷料正确	选择合适的敷料（5分）	5	
4	相对无菌操作	持敷料手法正确（覆盖伤口面保持清洁）（10分）	5	
5	敷料放置正确	敷料完整覆盖伤口（5分），整齐美观（5分）	5	
6	绷带包扎方法正确	绷带缠绕方法正确（10分），手法熟练（5分）	5	
7	包扎压力适中	包扎松紧适当（10分）	5	
8	绷带包扎平整	外观平整（10分），美观大方（5分）	5	
9	敷料无外露	敷料边缘无外露（10分）	5	
10	功能位并检查包扎效果	肢体保持功能位（5分），处置方式正确（5分）	5	
11	检查末梢循环	检查末梢循环方法正确（3分），表述明确（2分）	5	
总　分			100	

考试评估（在符合项上打钩）　　　通过　　　　未通过

1. 扣分超过15分以上为未通过。
2. 未通过者需补考，交学员复习该测试表并准备补考，学员重新演示整个操作流程，培训考官重新评估。

考官签名：

日　期：

骨折固定技能测试表

学员姓名：　　　　　　　　　　测试日期：

技能步骤	操作内容	关键技能操作标准及评分	分　值	扣　分
1	评估环境并做好个人防护	观察周围环境安全（3分），做好个人防护（2分）	5	
2	评估受伤肢体并制动	表述受伤肢体伤情（2分），告知患者配合做好制动处理（3分）	5	
3	选材（夹板）长度（过骨折上下两关节）	选择合适夹板（5分），夹板摆放位置正确（10分）	15	
4	在骨隆突处衬垫	选择合适衬垫（5分），将衬垫放置在合适位置（10分）	15	
5	布条固定受伤区域上、下方的关节	选择布条长短及数量合适（5分），上下两关节均固定（10分）	15	
6	布条固定顺序正确	布条固定顺序得当（10分）	10	
7	固定松紧度适中	松紧适当（5分）	15	
8	将手/脚固定于功能位评估肢体的感觉和血供	功能位固定（5分），检查感觉及末梢循环（5分）	10	
9	外观及动作	美观大方（5分），动作熟练（5分）	10	
总　分			100	

考试评估（在符合项上打钩）　　　　通过　　　　　　未通过

1. 扣分超过15分以上为未通过。
2. 未通过者需补考，交学员复习该测试表并准备补考，学员重新演示整个操作流程，培训考官重新评估。

考官签名：

日　期：

劲椎损伤搬运技能测试表

学员姓名：　　　　　　　　　　　　测试日期：

技能步骤	操作内容	关键技能操作标准及评分	分　值	扣　分
1	评估环境并做好个人防护	观察周围环境安全（3分），做好个人防护（2分）	5	
2	判断病人伤情并检查颈部	检查伤病员颈部（3分），说明伤病员伤情（2分）	5	
3	固定颈部（保护颈椎物品选择、头部固定五锁使用正确）	头锁固定（5分），选择合适颈托（10分）	15	
4	其余三人抬手法正确	搬抬人员单膝跪地（5分），双手摆放位置正确（10分）	15	
5	抬起时病人头、躯干、脚在同一直线	口令明确（5分），患者躯干在一直线上（10分）	15	
6	选择担架正确	选择合适的担架（10分）	10	
7	平移至担架上（颈椎保护手法，平移方法正确）	平移稳定（10分），颈部保护得到（10分）	20	
8	平移时平稳、动作协调一致	协调整齐（10分），动作迅速（5分）	15	
总　分			100	

考试评估（在符合项上打钩）　　　　**通过**　　　　**未通过**

1. 扣分超过15分以上为未通过。
2. 未通过者需补考，交学员复习该测试表并准备补考，学员重新演示整个操作流程，培训考官重新评估。

考官签名：

日　期：

家庭急救箱配置参考

【物品类】

急救手册、体温计、创可贴、消毒纱布、三角巾（或绷带）、一次性手套、口罩、手电筒、生理盐水、酒精棉球、聚维酮碘溶液、棉签、保鲜膜、冰袋、胶布、通气口膜。

【药品类】

感冒药：酚麻美敏片或氨酚伪麻美芬片（如泰诺、白加黑等）、氨咖黄敏胶囊（如速效感冒胶囊等）。

解热镇痛药：复方对乙酰氨基酚片（如散利痛等）、布洛芬[如芬必得、美林（儿童）等]、吲哚美辛栓（如消炎痛栓等）、阿司匹林等。

祛痰止咳药：止咳糖浆、盐酸氨溴索片（口服液）（如沐舒坦等）、咳必清等。

消化系统类药：如奥美拉唑肠溶胶囊（如金奥康等）、铝碳酸镁片（如达喜等）、多潘立酮片（如吗丁啶）、蒙脱石散（如思密达）、开塞露、克痢痧胶囊等。

心血管类药：硝酸甘油片、速效救心丸、复方丹参滴丸、阿司匹林肠溶片、卡托普利片（如开博通等）。

抗过敏药：氯雷他定片（如开瑞坦、息斯敏）、氯苯那敏片（如扑尔敏等）。

防暑药：藿香正气胶囊（水）、口服补盐液等。

外用药：双氯芬酸乳胶剂（如扶他林乳膏）、镇痛贴膏、烧伤膏、风油精、复方醋酸地塞米松乳膏（如皮炎平）、复方炉甘石洗剂、莫匹罗星软膏（如百多邦）、红霉素眼膏、烧烫伤膏（磺胺嘧啶银乳膏）等。

【注意】

1. 建议每3～4个月检查一遍家庭急救箱，确认有无过期物品。

2. 家庭药箱配置仅仅用作参考。过敏或有禁忌证的患者应在咨询医生后使用药物。按医嘱服用药物的患者，家庭药箱要常备医嘱药物。

3. 家庭急救箱是为了家庭在遇到割伤、烫伤、突发疾病时应急使用，必要时还须将伤病员送医。